中国古代医学

王俊　编著

中国商业出版社

图书在版编目（CIP）数据

中国古代医学／王俊编著．-- 北京：中国商业出版社，2014.12（2023.4 重印）
ISBN 978-7-5044-8562-5

Ⅰ.①中… Ⅱ.①王… Ⅲ.①中国医药学-医学史-古代 Ⅳ.①R-092

中国版本图书馆 CIP 数据核字（2014）第 299160 号

责任编辑：刘洪涛

中国商业出版社出版发行
010-63180647　www.c-cbook.com
（100053 北京广安门内报国寺 1 号）
新华书店经销
三河市吉祥印务有限公司印刷
*
710 毫米×1000 毫米　16 开　12.5 印张　200 千字
2014 年 12 月第 1 版　2023 年 4 月第 3 次印刷
定价：25.00 元
* 　* 　* 　*
（如有印装质量问题可更换）

《中国传统民俗文化》编委会

序　言

　　中国是举世闻名的文明古国,在漫长的历史发展过程中,勤劳智慧的中国人创造了丰富多彩、绚丽多姿的文化。这些经过锤炼和沉淀的古代传统文化,凝聚着华夏各族人民的性格、精神和智慧,是中华民族相互认同的标志和纽带,在人类文化的百花园中摇曳生姿,展现着自己独特的风采,对人类文化的多样性发展做出了巨大贡献。中国传统民俗文化内容广博,风格独特,深深地吸引着世界人民的眼光。

　　正因如此,我们必须按照中央的要求,加强文化建设。2006 年 5 月,时任浙江省委书记的习近平同志就已提出:"文化通过传承为社会进步发挥基础作用,文化会促进或制约经济乃至整个社会的发展。"又说,"文化的力量最终可以转化为物质的力量,文化的软实力最终可以转化为经济的硬实力。"(《浙江文化研究工程成果文库总序》)2013 年他去山东考察时,再次强调:中华民族伟大复兴,需要以中华文化发展繁荣为条件。

　　正因如此,我们应该对中华民族文化进行广阔、全面的检视。我们应该唤醒我们民族的集体记忆,复兴我们民族的伟大精神,发展和繁荣中华民族的优秀文化,为我们民族在强国之路上阔步前行创设先决条件。实现民族文化的复兴,必须传承中华文化的优秀传统。现代的中国人,特别是年轻人,对传统文化十分感兴趣,蕴含感情。但当下也有人对具体典籍、历史事实不甚了解。比如,中国是书法大国,谈起书法,有些人或许只知道些书法大家如王羲之、柳公权等的名字,知道《兰亭集序》

是千古书法珍品,仅此而已。

再如,我们都知道中国是闻名于世的瓷器大国,中国的瓷器令西方人叹为观止,中国也因此获得了"瓷器之国"(英语 china 的另一义即为瓷器)的美誉。然而关于瓷器的由来、形制的演变、纹饰的演化、烧制等瓷器文化的内涵,就知之甚少了。中国还是武术大国,然而国人的武术知识,或许更多来源于一部部精彩的武侠影视作品,对于真正的武术文化,我们也难以窥其堂奥。我国还是崇尚玉文化的国度,我们的祖先发现了这种"温润而有光泽的美石",并赋予了这种冰冷的自然物鲜活的生命力和文化性格,如"君子当温润如玉",女子应"冰清玉洁""守身如玉";"玉有五德",即"仁""义""智""勇""洁";等等。今天,熟悉这些玉文化内涵的国人也为数不多了。

也许正有鉴于此,有忧于此,近年来,已有不少有志之士开始了复兴中国传统文化的努力之路,读经热开始风靡海峡两岸,不少孩童以至成人开始重拾经典,在故纸旧书中品味古人的智慧,发现古文化历久弥新的魅力。电视讲坛里一拨又一拨对古文化的讲述,也吸引着数以万计的人,重新审视古文化的价值。现在放在读者面前的这套"中国传统民俗文化"丛书,也是这一努力的又一体现。我们现在确实应注重研究成果的学术价值和应用价值,充分发挥其认识世界、传承文化、创新理论、资政育人的重要作用。

中国的传统文化内容博大,体系庞杂,该如何下手,如何呈现?这套丛书处理得可谓系统性强,别具匠心。编者分别按物质文化、制度文化、精神文化等方面来分门别类地进行组织编写,例如,在物质文化的层面,就有纺织与印染、中国古代酒具、中国古代农具、中国古代青铜器、中国古代钱币、中国古代木雕、中国古代建筑、中国古代砖瓦、中国古代玉器、中国古代陶器、中国古代漆器、中国古代桥梁等;在精神文化的层面,就有中国古代书法、中国古代绘画、中国古代音乐、中国古代艺术、中国古代篆刻、中国古代家训、中国古代戏曲、中国古代版画等;在制度文化的层面,就有中国古代科举、中国古代官制、中国古代教育、中国古代军队、中国古代法律等。

此外,在历史的发展长河中,中国各行各业还涌现出一大批杰出人物,至今闪耀着夺目的光辉,以启迪后人,示范来者。对此,这套丛书也给予了应有的重视,中国古代名将、中国古代名相、中国古代名帝、中国古代文人、中国古代高僧等,就是这方面的体现。

生活在 21 世纪的我们,或许对古人的生活颇感兴趣,他们的吃穿住用如何,如何过节,如何安排婚丧嫁娶,如何交通出行,孩子如何玩耍等,这些饶有兴趣的内容,这套"中国传统民俗文化"丛书都有所涉猎。如中国古代婚姻、中国古代丧葬、中国古代节日、中国古代民俗、中国古代礼仪、中国古代饮食、中国古代交通、中国古代家具、中国古代玩具等,这些书籍介绍的都是人们颇感兴趣、平时却无从知晓的内容。

在经济生活的层面,这套丛书安排了中国古代农业、中国古代经济、中国古代贸易、中国古代水利、中国古代赋税等内容,足以勾勒出古代人经济生活的主要内容,让今人得以窥见自己祖先的经济生活情状。

在物质遗存方面,这套丛书则选择了中国古镇、中国古代楼阁、中国古代寺庙、中国古代陵墓、中国古塔、中国古代战场、中国古村落、中国古代宫殿、中国古代城墙等内容。相信读罢这些书,喜欢中国古代物质遗存的读者,已经能掌握这一领域的大多数知识了。

除了上述内容外,其实还有很多难以归类却饶有兴趣的内容,如中国古代乞丐这样的社会史内容,也许有助于我们深入了解这些古代社会底层民众的真实生活情状,走出武侠小说家加诸他们身上的虚幻的丐帮色彩,还原他们的本来面目,加深我们对历史真实性的了解。继承和发扬中华民族几千年创造的优秀文化和民族精神是我们责无旁贷的历史责任。

不难看出,单就内容所涵盖的范围广度来说,有物质遗产,有非物质遗产,还有国粹。这套丛书无疑当得起"中国传统文化的百科全书"的美誉。这套丛书还邀约大批相关的专家、教授参与并指导了稿件的编写工作。应当指出的是,这套丛书在写作过程中,既钩稽、爬梳大量古代文化文献典籍,又参照近人与今人的研究成果,将宏观把握与微观考察相结合。在论述、阐释中,既注意重点突出,又着重于论证层次清晰,从多角度、多层面对文化现象与发展加以考察。这套丛书的出版,有助于我们走进古人的世界,了解他们的生活,去回望我们来时的路。学史使人明智,历史的回眸,有助于我们汲取古人的智慧,借历史的明灯,照亮未来的路,为我们中华民族的伟大崛起添砖加瓦。

是为序。

傅璇琮

2014 年 2 月 8 日

前　言

　　古代医学是以传统医学理论与实践经验为主体，伴随着以研究人类健康与疾病转化规律及其预防、诊断、治疗、康复和保健为主的活动演变而来的。它与 5000 年华夏文明历史一同成长，至今仍充满活力，并在当代疾病防治中起到不可替代的作用。近年来，由于人们对健康的重视程度不断提高，在世界范围内，中医药学越来越受到关注，也因此越来越多的人更希望了解中国古代医学。

　　中国古代医学具有数千年的悠久历史，是我们祖先长期以来同疾病作斗争的智慧结晶，它有完整的理论体系和丰富的实践经验，是民族文化遗产中一颗璀璨的明珠。千百年来，它为中华民族的繁衍昌盛以及促进世界医学的发展作出了卓越的贡献。

　　中医药学与华夏灿烂的传统文化水乳交融，是将自然科学与人文科学结合得最好的学科。中医药学 5000 年的积淀，深沉、厚重而博大，有着辉煌的成就、丰富的学术主题、多彩纷呈的思维方法与妙趣横生的历史故事。

　　"药，治病草"（《说文解字》），它是医生治病的武器，同时又是历代社会的一种物资，来源十分广泛（衣、食、住、行所用之物，无不涉及），与社会密切相关。尤其是作为社会流通的商品之一，药品要经过许多非医人之手，遵循商品发展的规律浮沉涨落，因此中药的社会性非常强。历史上的中药甚至就像戏剧中的演员，有靠真功夫铸就的"名角"，也有靠社会风尚捧出的"明星"……多途径的用药知识也因此互相渗透。

为了更进一步地认识古代医学，我们还可以通过世界医学史研究来挖掘中国医学与世界医学的关系，如中国医学与日本、朝鲜、越南、阿拉伯、波斯（伊朗）、印度、罗马（意大利）、希腊等古代医学的关系，来掌握中外医药的交流情况及互相影响。日本的汉医、朝鲜的东医，至今仍在流传，又如阿拉伯医学的切脉法，印度医学的医方和眼科治疗技术等。古代的西方医学进展得快，一跃而为现代先进的西医学的鼻祖。

中国古代医学，博大精深，涉及古今中外，让我们跟随本书，一同去领略古代医学的魅力吧！

目录

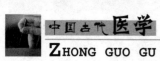
第二章　古代医学萌芽时期（远古—春秋）

第三章 古代医学的初步形成（战国—魏晋）

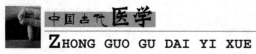

第四章　隋唐五代时期的医学

第五章　两宋金元时期的医学

第六章　明代的医学

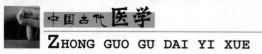
第七章　清代的医学

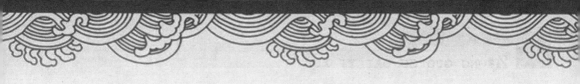

古代医学溯源

　　医，作为一种治病救人的技术，究竟起始于何时，到目前为止还难以确定。一般认为，"神农尝百草，始有医药"。《辞海》中亦说神农氏是"传说中农业和医药的发明者"，他用木制作耒耜，教民农业生产，又尝百草，发现药材，教人治病。也有认为神农氏即是炎帝，他是少典娶有娇氏而生的，原住在姜水流域，是姜姓部族的首领。也就是说，中国的医学从它萌发之日起，就与上古先民们的生活紧紧联系在一起了。

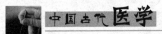

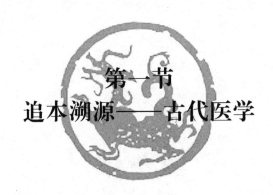

第一节
追本溯源——古代医学

 古代医学来源传说

如果对古代医学追根溯源的话，传说中其最早的发明者应推伏羲氏。他是神话中人类的始祖，人类就是由他和女娲——兄妹相婚而产生的。在天地初开的人类始生之时，伏羲氏便开始了伟大的创造。

轩辕氏亦是神话中远古时期又一个中国医学的创始人。轩辕即黄帝，与炎帝是兄弟，同为少典与有娇氏所婚生。据司马贞索隐皇甫谧曰："居轩辕之丘，因以为名，又以为号。"（轩辕丘在今河南省新郑西北）"（他）以人之生也，负阴而抱阳，食味而被色，寒暑荡之于外，喜怒攻之于内，夭昏凶札，君民代有，乃上穷下际，察五气，立五运，洞性命，纪阴阳，咨于岐伯而作内经，复命俞跗岐伯雷公察明堂，究息脉，巫彭桐君处方饵，而人得以尽年。"

除了伏羲氏、神农氏、轩辕氏外，传说中牵涉到中国医学发明的古圣人还有不少，我们不妨从这些传说的人物中，对中国史前的医学文化状况作一番有益于启迪心智的领悟。

据《路史》记载，上古炎帝神农氏时期"神农命俶贷季理色脉，对察和齐摩踵，訫告以利天下而得以缮其生。"

相传，俶贷季也是黄帝之臣岐伯的祖师爷。因此《路史》记载，岐伯曾对黄帝说："我与僦贷季理色脉，已二世矣。"

什么叫"色脉"呢?《黄帝内经·素问》中说："岐伯曰：色脉者，上帝之所贵也，先师之所传也。上古使僦贷季，理色脉而通神明，合之金木水火土、四时、阴阳、八风、六合，不离其常，变化相移，以观其妙，以知其要。欲知其要，则色脉是矣。色以应日，脉以应月，常求其要，则其要也。夫色之变化，以应四时之脉，此上帝之所贵，以合于神明也。所以远死而近生，生道以长，命曰圣王。"所谓"理色脉"，就是以日、月相移之道，四时变化之理，来观察人身的肌体，并协调人体的腠理，使之应日、月，通四时，进而达到"远死而近生"的目的，可见中国传统文化中的"天人相应"、"天人合一"的思想早就存在于远古的中医神话传说之中了。

岐伯与雷公二人，也都是传说中的古代医学家。他们曾和黄帝讨论医学，并以问答形式写成一部医书，这就是后人托名成书的《黄帝内经》。

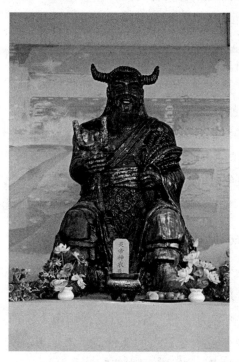

古圣人神农氏塑像

据《路史》记载："黄帝极咨于岐、雷而作《内经》，谨候其时，着之玉版，以藏灵兰之室。演仓谷，推贼曹，命俞跗、岐伯、雷公察明堂，究息脉，谨候其时，则可万全。"

什么叫"演仓谷"呢?《道基经》中说："仓谷者，名之谷仙，行之不休可长久。王莽篡位，种五梁禾于殿中，各顺色置其方面，云此黄帝谷仙之术。"它，可以使人得到长寿久安。

关于岐伯，各种史书多有传说。如《皇甫谧甲乙经序》中说："黄帝咨访岐伯、伯高、少俞之徒，内考五脏六腑，外综经络、血气、色候，参之天地，验之人物，本之性命，穷神极变，而针道生焉。"又如《帝王世纪》中说："岐伯，黄帝臣也，帝使

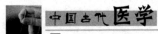
伯尝味草木，典主医病，经方、本草、素问之书咸出焉。"如此等等，不一一例举。

传说中的桐君老人，亦是中医药的发明者。《古今医统》说："少师桐君，为黄帝臣，识草木金石性味，定三品药物，以为君臣佐使，撰《药性》四卷，及《采药录》，纪其花叶形色，论其相须相反，及立方处治寒热之宜，至今传之不泯。"

上古的传说中，还有一些操巫术的巫医士，如苗父、巫妨、巫咸等等。《说苑》中记载："上古之为医者曰苗父，苗父之为医也，以管为席，以刍为狗，北面而祝，发十言耳，诸扶而来者，舆而来者，皆平复如故。"

又据《古今医统》说："苗父上古神医，古祝由科，此其由也。"所谓"祝由"，就是用祝祷、符咒等治病的巫医术。

还有一个巫妨，据《千金方》记载："中古有巫妨者，立小儿《颅囟经》，以占夭寿，判疾病死生，世相传授，始有小儿方焉。"

《韩非子·五蠹》中说："上古之世，人民少而禽兽众，人民不胜禽兽虫蛇。……民食果蓏、蚌、蛤，腥臊恶臭，而伤害腹胃，民多疾病。"虽然这难以说明人类之初的疾病状况，但我们可以因此而进行某种推想：原始初民即使不患肠胃等疾病，那么，由于树居容易坠地，得各种外伤疾病则是难以避免的。同时又要与自然界的各种灾害侵袭作抗争，外伤加内患，以及生物特有的物竞天择的淘汰选择，原始先民确实面临着一个又一个的生存危机。由树巢向洞穴的居住方式的改进，以及火的发明就是一种积极的疾病防御措施，尽管这种防御手段对原始人来说不会如今人认识得这样清晰。

"药"与"本草"的来源

中国古代药物学以"本草"为名的历史已有2000多年，古代的药物著作绝大部分都称之为本草。为什么不直接称为"药"学，而要采用两个字的"本草"呢？"本草"的原始含义是什么呢？对于这些问题，诸多古今药学家也是众说纷纭。若论"药"字见诸文字记载，其实比"本草"还要早得多。

在我国最古老的典籍中，已经多见"药"字。例如：

《诗经·大雅》："不可救药。"

《书经》："若药弗瞑眩，厥疾弗瘳。"意思是服药之后如果不到令人昏沉晕眩的程度，那病就不会好。

《易经》："无妄之灾，勿药有喜。"意思是意外的灾疾，不吃药还更好。

《礼记》："医不三世，不服其药。"此句"三世"有不同的解释，但一般认为该句的意思是：不是数代相传的医生，不要服用他开的药。

《周礼·天官》："以五味、五谷、五药养其病。""医师掌医之政令，聚毒药以供医事。凡邦之有疾病者、有疕疡者造焉，则使医分而治之。"这里的"毒药"实际上就是药物的泛称。

以上所引的"药"，作用似乎都很强烈，令人心存恐惧。这是因为中医用药的特点，就是利用药物的偏性，来纠正人体的偏差。例如人患寒性病，就要用热性的药物去治疗。而热性药就是此类药所具有的偏性。药物的偏性有强有弱，偏性过强，就会出现所谓"毒"的反应。因此古代药物"毒"的概念与现在有很大的不同，并非现在所说毒性非常强烈的"毒药"。民间流传的"是药三分毒"的俗语，说的正是药物各具偏性。

对古代"药"字的形、声来源，后人有多种理解。但无论哪种理解，都无法忽视"药"字与植物的关系。"药"字属于象形，早期的篆字很像一株结有果实的植物。规范后的"药"字上为草头，下为木底，还是显示它与植物的关系。东汉许慎《说文解字》对"药"字的解释是："药，治病草，从艸，乐音。"可见"药"字与其最大来源的植物密切相关。

"药"字虽然见于先秦多种典籍，但它所指均局限于具体药物。西汉时表示整体药物知识时，开始使用"本草"一词。分析"本草"一词出现的相关背景，可以知道"本草"一词的出现，表明中国药物学已经形成了一个独立的学科，并在西汉时期达到了

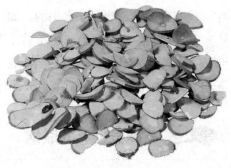

中药材

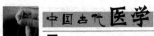

一定的水平。

"本草"一词首见于班固（32—92 年）《汉书》，且出现了三次。一次是用于组合官名，另外两次是作为书籍或学科名。汉代已有"本草待诏"一官，唐颜师古注解说："本草待诏，谓以方药本草而待诏者。"汉代征士，凡特别优异的待诏于金马门。既有"本草待诏"，说明这是授予本草专家的官职，由此也说明"本草"作为一门专门的学问在当时已经得到朝廷的重视。

既然"本草"产生于 2000 年前，那就应该依据那个时代的用字取名习惯，考察当时对某些学科命名的方式。古人取名，质朴无华。以中医学科名称为例，在先秦两汉之时，就经常使用某学科最常见的代表物来命名。例如用"汤液"（汤、液分别是两种剂型）称呼方剂学内容，用"按摩"、"推拿"（按、摩、推、拿分别是不同的手法外治名）作为手法外治总称等。"本"的原始意义是根，"草"则既可泛指植物，也可以指草本植物，甚至是草本植物的地上部分。因此，如果从原始意义来推究，"本草"可以理解为根根草草。用药物最常见的根根草草作为整体代称，亦可作为解释"本草"命名之一说。

此外，先秦出现的中医经典著作《灵枢经》中，有"本神"、"本输"、"本藏"等篇名。其中的"本"字用作动词，有推本、查究的意思。如果按此命名法，"本草"也完全可以理解为这样一类知识："推本研究以草（植物）为主的药物。"

有关"本草"命名的原始含义，以后可能还会有新的说法，但这个词使用起来却比较单一，或作为古代传统药学的特称，或用以名书。古代称为"本草"的书籍，都与药物相关，但不是所有的药书都必须嵌入"本草"二字，也有直接用"药"字名书的，如《药录》、《药诀》之类。

从汉代楼护能诵医经、本草数十万言的记载来看，最晚在西汉末，已经形成了本草专著，而且内容相当丰富。长此以往，本草著作层出不穷、绵延不绝，成为中医药宝库的重要组成部分。

与神灵世界的联姻

巫术是一种利用虚构的超自然的力量来实现某种愿望的法术，它是原始社会的信仰和后世天文、历算、宗教的起源，在我们称作神灵世界的远古时期，巫术便与医学结合，成了巫医术。它是用符咒、驱神、祈祷等方法，结合药物、手术等为人治病的一种原始的医疗方法。世界各地几乎都流行过，曾经是古代人类生活方式中的一个重要的组成部分。

中国古代的医字写作“毉”，它反映了中国上古时代医巫一体的事实与状况。这种情况到了汉代就更加盛行。在考古发掘的汉代“武威简牍”中，就有“禁朔晦日甲午皆不可始灸刺”的记载。当时正是阴阳、五行、谶纬神学颇为红火之时，巫术便与医术一起繁衍，成为中国传统社会中一种久盛不衰的文化现象。

一般认为，人类早期的医术源自生存或救护的本能，那么怎么会与巫术合流同行，甚至混为一体呢？

原来，当原始人类一旦从动物界分离出来，成为有意识的智慧生物时，他们在对自身的理性省悟中，不但有一种幸运之神降临的原始快感，同时也为一种恶魔相伴所带来的痛苦所纠缠。面对风雨、雷电、洪水、火山等自然现象难以理解，尤其对自身的疾病现象更一筹莫展，而意识又强烈地催促他们企图对这些现象作出解释。欲罢不能的现状，使得他们自然地被一种神秘的力量所感召，于是就形成了“神”这个原始的宗教观念，产生了祈祷等基本的宗教仪式。这些原始的人类，企图以心灵的宣泄来弥补和控制因痛苦的意识而造成的心理失衡，从而深陷于一种以无限希冀为内容的循环生活流之中。

于是求神祈灵、驱鬼逐邪之类的巫技应运而生，而人的救死扶伤、祛病除疾的原始本能也被染上了神灵光晕，巫与医便在神的感召下结成了联姻。而巫觋们就是这个联姻的“媒婆”和操作者。

巫觋们除了通过祈祷、符咒等医术为人治病，还往往以药物加以辅佐。《山海经·海内西经》中说：“开明东，有巫彭、巫抵、巫阳、巫履、巫凡、巫相……皆操不死之药以距之。”《山海经》中所指的这些人，都是中国古代有名的巫术师，是否确有其人，一时还难以考证，他们手中所操的“不死之药”显然也是为今人所不可信的胡言乱语，但不可否认的是，他们确实掌握了一些民间的药物与治疗经验。如《路史》中说：“黄帝命巫彭桐君处方，盄饵渜浣刺治，而人得以尽年。"这里的"盠"字，古时指铫子。朱骏声《说文通训定声·小部》中说："今苏俗煎茶器曰吊子，即此盠字。"是指煎茶煮药用的器皿。"饵"字意为食或饲，"盠饵"二字，就是用吊子煮药食之；"渜"字的意思是"洗"，"浣"通"洗"，也是洗的意思，而"渜浣"就是医学上的一种治疗方法。

史书记载中还有许多关于上古医师的传说。如《韩诗外传》中说："俞跗，治病不以酒药，撒术为脑、芒草为躯，吹窍定脑，死者复苏。"俞跗这种医术与巫术并无两样。纵观早期社会，凡是为医者，基本上均为巫师，而流传于文献中的医家传说也多与鬼神、巫蛊、方技仙丹有关。这种状况在漫长的中国古代历史中虽是从盛至衰，但总是"子孙相传"，绵延不断。

《吕氏春秋·仲冬纪》中记载着这样一个故事，文挚是春秋战国时宋国的名医，有着高明的"异术"，即巫术。一次齐闵王得病，太子强求他治疗。文挚说，治好了大王的病，我也就没命了。文挚便用激怒法治好了齐闵王的病。但由于激怒了齐闵王，他也遭到了杀身之祸。文挚被连烹三昼夜不死，后来齐闵王听了文挚本人之言，将其翻转身烹，才最后断了他的阳气，逐渐死去。用今天的科学眼光来看，此事决不可能，其中的巫术色彩可见一斑了。

唐宋以后，特别是宋代大兴象数之学，使医学界的巫技色彩有增无减。如发轫于东汉后期的《蛤蟆针经》的"人神避忌"等带有巫技的针法，加上后唐运气说肇兴，导致了宋以后子午流注等充满巫技针法的泛滥，就是实例。

除此以外，中国的少数民族中存在的巫医现象更为普遍。试举几例：如我国的独龙族巫师治病时，除供酒外，重要一环便是在病人屋内点燃青松枝，烟熏各个角落，然后用燃烧着的松枝绕在患者周身，并口中念念有词，取其祛邪消污除病之意。湘西苗族巫师治病，须焚化纸符，烧香纸，然后配合念咒画符，吐唾沫于病患处。彝族巫师治病，在病人旁扎草人，继而焚烧，念咒。萨满在施术治病时，时常也动用火，如病人躺在炭炉旁，萨满本人赤脚踏过烧红的炭木后，立即用脚踩上患处；或向患处喷火酒；或用香火熏；或在患者身旁焚烧用草或纸做的人偶；或燃一堆大火，架住病人在火堆上跳过来跳过去……通常，与此同时还须念咒语祝词，或辅以巫舞、巫步等巫术。

推百病、知寿夭的相医术

相医术是我国古代相术之一种，相术的起源是与中国远古时期的巫术分不开的，古时就有"巫、相同源"的说法，又因为巫、医又是同源的，因此无论是巫术、相术、还是医术，都有一个同源合流的渊源关系。

《帝王世纪》中说："伏羲氏仰观象于天，俯观法于地，观鸟兽之文、舆地之谊，近取诸身远取诸物，于是选书契以代结绳之政，画八卦以通神明之德，以类万物之情，所以六气六腑五脏五行阴阳四时水火升降得以有象，百病之理得以类推，乃尝味百草而制九针以极天柱焉。"

从这一段文字的描述中不难看出，我们的老祖宗伏羲氏原本就是一个集医术与相术一身的缔造者。

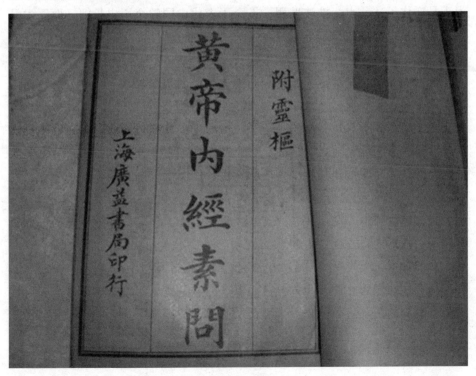

《黄帝内经》

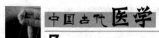
种种神话传说以及宗教、迷信的介入，使医术和相术在其后世的"遗传"中，做到了你中有我，我中有你，形影相随。如唐朝时演化出的一种通过诊脉能断人吉凶、贵贱的"太素脉"，就是巫、相、医结合的例证。关于"太素脉"来源的说法颇多。一种认为是唐代一名叫张太素的医生由隐者董威等的密传而得，并经他之手而流传后世的；另有说是唐代的一个樵夫在崆峒山得到此书；还有一说是宋代隋州僧人智缘怀有此技，在嘉祐年间被召至京师，才传此术。

但医、相毕竟是有差异的，差异在于偏重的不同。医之诊术借司外，重在揣内，在气血脏腑之常异；相之诊术借司外，也谈康寿病夭，但更多地谈富贵贫贱。医之诊术偏重于现事和近期之事；相术则谈今后之事，预测成分更明显。我们知道，人体的内在变化，特别是生理上的波动，会一定程度地反映在外表上，心理气质特点和精神上的波动也有某些外在的征象可寻。相术正是抓住了这一点，推波助澜，贯穿于古代中国整个历史长河。而医术又借助于相术之势发展自身，如中医诊法中的首务望诊，就不乏相术的渊底，又兼有巫术的色彩。

如《黄帝内经·灵枢·五色》归纳出的五色五脏相应："青为肝、赤为心、白为肺、黄为脾、黑为肾"，为望色以诊五脏之异常的核心，沿用至今。其实，此等观念的哲学基础是巫、医、相的互渗和同类相感，而其具体配法为东汉谶纬家配合改制所附会的今文经学之"新说"，虽其间不乏一定的事实依据，但整个理论构建具有很大的随意性，用国学大师章太炎的话来说，此法之外，再行相配亦未尝不可，未必与理不通。例如，照古文经学法相配，赤主肺，肺实肺虚或见面红赤，或见颧嫩红；黄主心，心（血）虚易见面色萎黄……西汉的仓公就遵此而行诊治。

我们知道，大凡中国传统文化都离不开阴阳五行这个门道，作为与巫技、相术复合在一起的相医术也如此，而以人的肤色为主，结合体形体态、秉性气质等划分的 5 大基型和 20 个亚型的阴阳 25 种人，则更显示出巫、相、医三结合的韵味。

江湖郎中的奇技异术

所谓江湖郎中，专指云游四方，以给人治病疗疾为生的操医者。

中国古代的许多名医，如扁鹊、华佗、孙思邈等，都曾做过云游四方，替人治病疗疾的江湖郎中。然而不知从什么时候起，江湖郎中成了贬义词，指那些来去无踪、以欺诈之术为人看病的"卖狗皮膏药者。"当然，客观地讲，江湖郎中有些也确实是有一定医技、医术的医家，只不过整体鱼龙混杂，使上当受骗者不在少数，因此江湖郎中的名声日趋见坏，难以正名。

江湖郎中之所以难以使人相信，其中一个重要的原因，就是他们所操的医技、医术多与传统的巫术有关，且来去无踪，难有回复。因此考察一下流传于民间与治病疗疾有关的奇技异术，对我们认识江湖郎中大有益处。

第一，祛鬼招魂。这类医技、医术基本以巫术的形式表现，多与鬼神、灵魂相关。

古时人们认为，人在某些特殊的情况下，如大病未愈、鬼祟作怪、敌人施术、梦游不醒等，也会失魂，特别是小孩，由于血肉未固，失魂的可能就更大。每当失魂，便要进行招魂。如当小孩有了疾病或晚上吵闹时，人们常常认为是失魂了，于是便要进行喊魂。

假如孩子的疾病比较厉害，且又从算命先生那里得来了不祥的消息，那便不是母亲的叫魂所可为的，非请巫师（端公、神婆等）来作法，祛除恶鬼，招回灵魂。

用符箓治病，也是与鬼神有关的一种巫医术，由来已久。三国时代的张鲁就以符水为百姓治病；唐朝太医属下设有咒禁师，专用画符念咒的方法治病驱邪。

同其他巫医术一样，符咒无疑存在某种欺骗性，过去一些巫医治疗小儿急性腮腺炎时，常用毛笔蘸墨画符于患处，并念动咒语，说来也怪，病竟会慢慢好起来。经过现代中医的分析研究，发现其墨汁是用草药"青黛"调制的，而"青黛"具有清热解毒的作用，因此这种画符治病其实只是外涂药物而已，但患者与患者家属不知究竟，便以为是符神验了。

第二，算命测字。这类医技、医术其巫术迷信色彩甚浓。

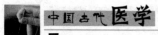

先看"八字推命"。它是通过推论某个人的生辰八字所代表的禀受之气的不同特点，算出他的疾病情况。此术认为，一个人的四柱五行之气和谐畅达便身体健康、安然无恙；若四柱五行之气战克不和，偏枯偏旺，都会形成相应的疾病。

八字中的五行即是该人身五脏的反映，疾病同命中的六神关系密切，其观察法则是"疾病即忌神"。凡克我、生我、泄我过度或破坏中和、加剧偏胜的忌神，都提示"我"会生的疾病。

所谓测字治病术，从总体上来说就是借用了中国文字的六书——指事、象形、形声、会意、转注、假借的含义，加以引申或者说是肢解、扩大而形成自己的一套，其目的还是为了把所测的字与所判断的疾病联系起来。

 知识链接

运用引申法的测字故事

一天，有人指着天上飞过的鸟问测字者家中的吉凶，这位测字者说："尊夫人病了。"其人大为惊吓，问："我妻原有病，不知近日如何？"测字者回答说："马上回家，你妻病重，危在旦夕，恐性命难保，不日即有信至。"其人问他原委，测字者说："鸟属禽，禽由内、人、凶三字组成，故知你妻病危，鸟字无口，病难好，飞过之鸟，音必速。"在这里，测字者采用了引申法，通过"鸟属禽"的转义，将鸟引申到禽上，再将禽字拆解成"内、人、凶（"凶"字的俗字）"，以此来推测求测人妻的病情。

唐朝初期的袁天纲是有名的术数家，算命测字行家，绝到能断自己的生死。据说袁天纲去世前数月，曾对别人说起自己气数将于该年4月终结。届时，袁氏果然于4月无疾而终，成为中国古代术数家中惟一能精确推断自己死期的人物。

第三，签占择日。这类医技、医术，多与天文、历法相关，其中亦包蕴着不少的巫术迷信成分。

签占术究竟产生于何时，史无明文。清代赵翼在《陔余丛考》中据顾仲恭《竹签传》认为："神前设签，起于唐世也。"从现有的文献资料看，最晚在唐末五代的时候已经有神庙灵签的设置。南宋以后，签占术进入迅速发展阶段。由于签占是在寺庙中进行的，所以各种类型的寺庙都有自己的签占。

第四，禳解镇邪。这类医技、医术除了大有巫术成分外，还与日常生活密切联系。

禳解本是用巫术手段消除灾难的方法，同时也可以用来消除人的疾病。镇邪就是用"镇物"即"招祥纳福"的吉利物或"去殃除凶"的避邪物，来招致福祥，祛除凶险、灾病，在防病疗疾方面从中国古代流传至今的一些民俗中可见一斑。

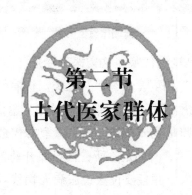

第二节
古代医家群体

医家主要类型

在病人面前，医家似乎掌握着生杀大权。但作为一个职业，医家实际上服务于病家，病家才是医家的衣食来源。人群有不同的等级，医家也就因服务对象不同而分成不同的群体。从医家获取报酬的形式来看，古代医家有三大类型：应招，应请，招徕。

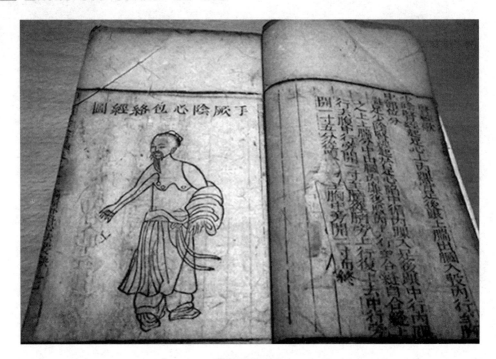

清朝御医医书

　　所谓"应招"，就是接受使唤。这类医家受雇于官家（皇家是最大的雇主），也就是"御医"、"太医"、"官医"之类。被雇佣的医家享受官家的俸禄，官家就有权让他们招之即来。"应请"就是接受邀请。病家付钱，或登门求治，或相邀到家，总归是虔诚相请。这类医家占代最多，一般在市镇坐地行医（或称之为"市医"），有固定诊所，甚至兼开药铺。"招徕"则大不相同，要医家自己去找病人，并且要设法说服病人掏钱看病。这类医家自然辛苦多多，游动于穷乡僻壤、市井低层，是为"走方医"、"流医"。

　　以上三类医家的服务对象和区域，几乎覆盖了整个社会不同的阶层。除此以外，民间还有一些处于医学边缘的人物，如专门从事接生的稳婆，自称能治病的巫觋等等。

　　明代萧京《轩岐救正论》评述了 13 种医家：明医、儒医、隐医、德医、世医、流医、僧医、名医、庸医、奸医、淫医、女医、疡医。其实这些医家的命名角度不同，无法平行排列。从医生的医技和道德水平来看，好的医家称为"大医"、"上医"、"明医"、"德医"、"良医";差的医家叫"凡医"、"庸医"、"时医"、"淫医"、"奸医"。从医家出身来看,有"巫医"、"僧医"、"道医"、"儒医"之分;从医学分科来看,有"疾医"、"疡医"、"食医"、"带下医""针医"、"艾师"、"牙医"、"眼科医"……世代相传叫"世医",有才不仕曰"隐医"。坐在药店应诊叫"坐堂医",乡间用草药土法治病者叫"草医"、"土医"。惟有"名医",古今含义似乎差别较大。

当今的"名医"是褒义,"名老中医"更是受人尊敬。但在古代,似乎对此有不同的理解。明代萧京说:"所谓名医者,非明良之士,乃庸手粗工,藐无实学,巧窃虚誉以炫人者也。"清代徐大椿专门写了一篇文章叫"名医不可为论",其中大谈"为医固难,而为名医尤难"的道理,也谈到"又有获虚名之时医,到处误人"。但这些名称的细致含义,这里不去深究。

御用医家

御用医家是古代很重要的一个医家群体。一般称能入宫医疗的为御医、太医、侍医。在政府医疗机构任职的称医官,外府州县负责医学教育的也属医官。总的来说,凡是接受朝廷俸禄的都可以叫官医。御医是这个群体的核心,他们地位显要,责任重大。

御医产生于何时?大约从有帝王那一天起,可能就有侍奉左右的医家。春秋战国有记载的王家侍医就有医衍、医缓、医和等,《周礼·天官》分医为四科,且有医师一职,他们主要服务于皇家。秦始皇时,夏无且便是因意外事故出名的侍医。从荆柯刺秦王的故事,人们才知皇帝坐朝时,侍医也要提着药囊站在旁边。当刺客荆柯图穷匕首现,追得秦始皇绕着柱子转,连拔剑的功夫也没有时,夏无且用手中药囊奋力投向刺客。秦始皇论功行赏,厚赐夏无且。直到清代,走方医还将自己手里的药囊美称为"无且囊"。

1. 宠辱难料

沾上皇家气的御医,自然风光得意。宋代一名落第书生,在街上见着一个很气派的朝士骑马耀武扬威,就问这是什么大人物?人说这是朝中的官医。

书生大为失落，立志要攻读医学。明代蒋一葵《长安客话》还记载了一件太医院摆谱的事：每年的端阳节，太医院按例要差官到南海子捕捉癞蛤蟆，挤蟾酥以供制作紫金锭。到那一天，鼓乐齐鸣，旗幡招展，车马喧阗，直奔南海子。有人作诗调侃此事：

抖擞威风出凤城，喧喧鼓吹拥霓旌。穿林披莽如虓虎，捉得蛤蟆剜眼睛。

不仅专职御医风光得很，就是被临时征集到宫内为皇上看病的医生，也是莫大荣誉。例如清末孟河费伯雄于道光间两次应诏入宫治病，第一次治道光皇太后肺痈有效，获赐匾额"是活国手"；第二次治道光皇帝失音获愈，获赐联一幅："著手成春，万家生佛；婆心济世。一路福星。"孟河费氏于是医名大振。

应皇帝征招却不去为官的人，被尊称为"征士"或"征君"。金代名医张从正就是一名"征士"。乾隆间名医徐大椿被诏入京，原拟让他留京就职，但他坚辞，隐居吴山。其家刻之书有《征士洄溪府君自序》，犹以"征士"为荣。但是翻翻史书所载，才知道御医的生活有荣、有辱，也不是什么好干的差事。

御医的日子好不好过，取决于他的技术和运气。选拔为御医，资历固然重要，更重要的是医疗技术。宋代的光宪皇后没有选进宫以前，民间医生孙用和就经常给她看病。皇后进宫后有疾，国医治不好，还得请孙用和开药获效。孙氏于是从布衣直接升为尚药奉御，名闻天下。明代太医吴杰，曾经治好了明武宗的喉疾。后来武宗被虎惊吓，又经吴杰治愈。他每治好一病，就官升一级，最后官至太医院院使。御医只要治好了皇帝的大病，总会得到丰厚的赏赐。就是一般人能献方治好皇帝的病，也会获得意外的奖赏。张宝藏献方用牛奶煮荜拨治好了唐太宗的慢性痢疾，竟然官封三品。

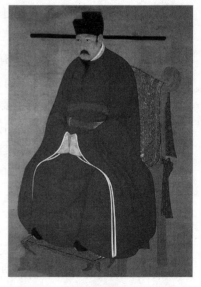

宋仁宗赵祯

但是俗话说"伴君如伴虎"。大凡皇族因病死了人，那悲愤之气就首先撒在御医身上。公元 870 年，唐懿宗的爱女同昌公主病故，韩宗昭、康守商等 20 余名医官被杀，他们的亲族 300 余人全都下狱，牢房为之满。宰相刘瞻上书说情，也给罢了官。金代海陵王的 3 岁儿子夭折，太医谢友正、安宗义及皇子的乳母都被处死。这是历史上比较惨烈的诛杀医官事件。

御医遇到皇帝或皇族病死，能否侥幸逃脱死罪，取决于帝王是否贤明。宋仁宗病重，太医孙兆、单骧负责治疗。开始还有点效，得了不少赏赐，最后仁宗还是病故，两位名医按罪当诛。赖皇太后的仁慈，二医免于一死，但数年不准行医。皇帝的命金贵，龙子龙孙也怠慢不得。金代太医侯济、张子英，就因为没有治好皇孙的病，被判死刑。好在金宣宗是个明白人，下令凡属皇孙、皇侄及皇侄孙因病夭折，可免医生死刑。死罪虽免，活罪难逃，侯、张二人还是被打 70 棍，赶出太医院。皇帝驾崩，太医拟罪的情况，在明代逐渐好转，除非确系用药错误，否则不加极刑。

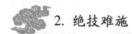

2. 绝技难施

给贵人看病，医家心理会因恐惧而扭曲。汉代的太医令丞郭玉，治贵人可能无效。但若让贵人穿普通衣服，挪个地方，郭玉可以一针见效。皇帝问其缘故，郭玉说：贵人居高临下，我心怀恐惧去应承他。针刺难免有危险，我的恐惧之心更重，不免犹豫谨慎，临场难以发挥水平，所以有时治不好贵人的病。给皇帝看病，程序极为繁琐严格。最晚从汉代开始，给皇帝开的药都要煎成一式两份，让尝药监的太监们尝过才能进呈。明代太医院为皇帝诊病，一次要用御医 4~6 名。不论冬夏，殿门内要设炭火一盆，其中焚烧苍术杂香，御医人人要从盆上过，大概是消毒吧。然后御医给皇上叩头，轮流膝行跪着诊脉。诊脉时左手一御医，右手一御医，过一段时间再互相换手。每个御医都把皇上的病情当面禀奏，再出去集体拟一个方，送到御药房用金罐煎药。药罐口还要有封条"御药谨封"。在这样的环境下看病，御医自然是战战兢兢。为了显示自己确实尽了最大努力认真诊断，御医必须做出一副小心谨慎且专心致志的样子，长时间诊脉，时间长得会连皇帝都厌烦。御医们开的药方，绝无毒性，平和偏补，无懈可击。这样的处方，不求有功，但求无

过。所以当时民间有谚语讽刺"京师三不称"，就是京城有三件名不符实的
事："光禄寺茶汤、武库司刀枪、太医院药方"。

假如御医要放出绝技真功，那就要准备拿命冒险。唐高宗患眩晕，眼睛
无法看东西。侍医秦鸣鹤建议针刺头顶放血。武则天大怒，说皇帝头上怎能
出血？要杀了他。还是高宗耐不住病痛，同意放血。结果一针下去，头脑清
醒。宋仁宗得了重病，太医许希说要针刺心下包络，大家都反对，最后在太
监身上试验，确证无害，才准予治疗。

另一位明太医院总管许坤的经历更可怕，他遇到了中国历史上绝无仅有
的"宫人之变"。嘉靖皇帝朱厚熜荒淫无道，百般蹂躏宫中女性。公元 1541
年，不堪凌辱的宫女杨金英等用布带子把朱厚熜勒得停止了呼吸。许坤为之
救治，使用了桃仁、红花、大黄等下瘀血药。他作好了思想准备，如果用药
无效就自尽。万幸的是皇帝服药后出紫血数升，活过来了。数月后，许坤一
病不起。他自知是在给皇上用药时，大受惊扰，神魂不宁，故百药无效。不
久，他就死了。

 3. 御医参政

御医经常与皇帝接触，关系非常密切，能在皇帝面前说得上话。商代伊
尹原是成汤皇后的陪嫁御厨，传说汤药就是他发明的，后来他被成汤委任为
大臣。元朝的许国桢既是元世祖的心腹御医，又是他的谋士。他随着元世祖
南征北战，深得信任。许氏是汉族人，对汉族同胞有同情之心。公元 1259
年，元军在鄂州捕获汉人数千，准备活埋。许氏极力劝阻，才救下这数千人。
元军接受许氏提出的怀柔政策，后来招降了数十万宋朝军民。元朝统一中国
后，许氏又提出了许多有益的治国举措，功勋卓著。因此，他说的话能够被
皇帝听得进去。有一次伯撒王妃患眼病，医生用针刺出了事故，将要被杀。
许氏进谏说：事故的原因是医生内心恐惧，所以手法失常。要是杀了他，谁
还敢为你们治病呢？忽必烈竟听从了他的意见。许国桢是幸运儿，他参政而
未得祸。但和他类似经历的医官祁宰却不走运。祁宰原是宋朝的医官，后被
金兵俘虏，效力金廷，官至中奉大夫，掌管太医院。他也是借职务之便，劝
说皇帝不要攻打南宋，结果却被判死罪，当街处死，天下为之哀痛。

品行不好的御医，也会借机参与政治，玩弄权势。南宋医官王继先，医术比较高明，故能得到皇太后的恩宠。但他恃宠弄权，和奸佞秦桧勾结，利用治病之便，进谗言，盗情报，里应外合。后来皇太后死了，王继先才被罢黜到福州。

4. 官医选拔与职责

历代宫廷医生的选拔，并没有固定的程式。一般说来，开国之时的御医多数是从民间中选拔有声誉的医家进宫。但随着国家医疗机构的成立，官办医学校培养的人才可以入选御医。此外也有子承父职，或将医官的子弟集中培养。御医的质量由于选拔的来源不同，其水平也就参差不齐。其中既有医家的精英，也有滥竽充数的庸医。

御用医家领取国家的俸禄，除担负为宫廷看病的职责之外，还要负责医学教育和卫生行政管理，并非只为皇帝一人服务。皇帝为了显示自己的恩德，也会派宫廷医家去为臣下或民众看病或者参与救治活动。春秋时吴、越相争，越王勾践为了笼络民心，就派医生去看护即将分娩的民间妇女。清太医刘裕铎就为当时的大学士张廷玉看过病。

历史上御用医家最显赫的功绩是医学教育和医书的整理编撰。有许多著名医书出自医官之手。例如隋太医博士巢元方编撰了著名的《诸病源候论》。宋代的校正医书局虽说是以儒臣为主，但也有医官参加。那些打着"御纂"旗号的书，如《圣济总录》、《太平圣惠方》、《医宗金鉴》等，实际上都是医官主持编写。如《太平圣惠方》的真正主编就是御医王怀隐。历史上由官医撰写或者整理的医书有数百部。由于医官们可以有国家藏书的便利，因此一般来说，官医编写的书大多资料丰富，影响比较大。

医官的学术水平和临床能力一般被认为是一流的，多称"国医"。医官有时还作为国家的友好使者，出使外国完成医疗或教育等任务，或接待外国医学使团，讨论学术。中国和朝鲜的医官就多次进行学术交流。宋代多次向朝鲜派遣医官团，去为朝鲜国王治病，或者从事医学教育，随行还带去许多药品和书籍。

久处宫廷的御医，由于皇家病种的稀少单调，用药又多受限制，就会导致应变能力降低。若御医遇病束手无策，朝廷就会下诏向全国征召能人。有时连皇族的痢疾、咳嗽都需要请民间医生治疗。宋《夷坚志》记载韩太尉得急病，皇家派御医王继先去诊治，王诊完说这病无法医治了，就回去复命。这时有草泽医路过门口，韩氏的儿子就请他进来看看，结果韩氏被草泽医用针灸等法治好了。由此也就落下了"御医不如草泽医"的说法。清代以后，随着封建王朝的结束，御医也成了历史的陈迹。

坐地行医

这是一类有固定诊所或行医地点的医家，包括市医、坐堂医、草医、土医等。"市医"即在市镇开业的医家，古代医家以他们的人数最多。本节之所以不用"市医"为题，是因为这个词在儒医兴起以后，带有市井俗医的贬义。坐地行医的医家服务对象是市民，他们不像走方医那样萍踪浪迹，因此，必须具备一定的信誉，才能立住脚跟。

《荀子》记载"良医之门多病人"，可见春秋战国时期已经有坐地行医者了，但没出名家。其时名医如扁鹊，乃游动行医，并无固定处所。到汉代，坐地行医就比较普遍了。王莽时期坐地行医者和其他市场服务行业的人一样，市场坐肆的收入要交纳一定的税金。

早期服务于平民的医家，有一类是能医能药的卖药人。汉代潜山崔文子，"卖药都市"，后来疫病流行，他就施一种"黄散"，活人以万计。另一个著名的卖药人是隐士韩康，他采药于名山，卖于长安，历30余年。汉代还有一个卖药老翁叫壶翁，悬壶卖药于市。当后世医、药逐渐分家之后，这样的卖药兼治病的医家退到主流医学之外，但依然存在于乡间，被称为草医、草药医或土医。他们土生土长，用一方草药治一方人，不同于游走不定的走方医。他们用药多凭经验，药味简单，好用鲜药，药性一般比较强烈。草药医虽然在医家中地位低下，但他们的用药经验却源源不断地输送到主流医学中去。历史上有很多草药医凭单方、验方治好疑难杂病的记载。

药店"坐堂医"最早起于宋代。宋代商业打破了唐代的坊市制，药店林立，竞争激烈。此时出现了"当铺郎中"的情况，"当铺"就是在药铺当班的意思，"当铺郎中"就是坐在药铺看病的医生，也就是后来的坐堂医。一直到现代，许多稍有规模的药店还聘有坐堂医。好的坐堂医，方便病家，又帮了药家。但品行不端的坐堂医实际上是现在所谓的"托儿"，不过是在帮助药店推销药品而已。

医家内部也存在市场竞争，这种竞争能改变医学的整体医疗方式，同时也促进了许多专科、专病医疗的发展。综观近2000多年来的医学发展，有一个大体的趋势，即趋于非伤害性医疗。如火烙法等伤害性医疗方式逐渐减少，医家内科用药趋于平和清淡，外科的手术日渐衰落、内托法盛行，灸法从直接烧灼皮肉疤痕灸过渡到艾卷灸法等等。在竞争中，医家必须技高一筹，才能赢得声誉。因此，医家若擅长某专科、专病医疗，有利于招徕病家。宋代《清明上河图》就有"专门接骨"的市招，南宋还有专门种假牙出名的陈安上。历史上以一技之长出名的医家非常多，如浙江木扇陈家的妇科、安徽歙县郑氏的喉科等。

市医中既有家传医学、师徒授受，也有自学成医者。宋代以后，大批儒生投身医业，多为自学医书。医家来源不同，业医的动机不同，都会影响到医家的医疗行为。市医的生活来源依靠病家，在如何争取病家方面，情况最为复杂。许多道德高尚、医术精良的医家，依靠的是真才实学，为病家服务。历代史书、地方志、笔记小说中，记载了数以万计的医德高尚、技艺精良的名医，他们是古代医家的脊梁。明代萧京盛赞"德医"风范：诊病不分贫富，就是佣工乞儿，也一视同仁。遇到奇病，自己不明，就请病家再请高明。病家遇急来请，不避风雨。地方志经常记载疫病流行之时，许多医家不顾个人安危，全力赴救，被一方百姓铭记。中医历史上也不乏庸劣之医，但他们从来就是遭贬斥的反面角色，决非医家主流。

坐地行医的各类医家多为单门独户开业，"各承家技"，较少医家内部的交流。但到了明清之时，这种情况略有好转，局部地区的医家交流频繁。明隆庆二年（1568年），名医徐春甫发起，组成了"一体堂宅仁医会"，这是中国最早的医药学术团体。参会者是各地在京行医的46名医家，其中有汪宦、巴应奎、支秉中等素养很高的医家。该会有22项会章条款，其宗旨就是努力钻研《内经》与张仲景、刘完素、李东垣、朱震亨等四大家的医学思想，并有一系列的行医道德规范条例，如"深戒徇私谋利之弊"、"善相助，过相规，患难相济"、"戒贪鄙"、"恤贫"等等。

清初浙江医家张志聪在杭州胥山开办侣山堂，聚众讲学，师生互相质难，借以提高医学水平，培养了一批素质很高的医生。以至于当地医风大振，有"武林医薮"的美称。民国初期，西医传入并日渐强大，迫使全国中医联合起来抗争，中医有了自己的各种学术团体。1949年新中国成立以后，国家的体制改变，使得医家私人开业者较少，绝大多数进入了国家或集体所有制的医院，而后者也成为中医队伍的主力。

摇铃走方

走方医得名于"负笈行医，周游四方"。这一群体属于古代江湖社会的"皮门"，所以又叫"江湖郎中"，也因此带有江湖人的神秘色彩。春秋战国时的名医扁鹊游走各国行医，故走方医将他奉为本行业的始祖。东汉华佗是走方医供奉的另一位行业尊神，华佗神奇的医疗技术和传奇的孤傲性格，被走方医用来点缀其历史渊源。宋代走方医活动非常活跃，明清时期走方医数量和种类急剧增多，笔记小说所载他们行医的故事，或褒或贬，非常诡异。

走方医有一个标记性的行头"串铃"。他们走乡串户，振摇手中的串铃，以清脆响亮的铃声招徕顾客。宋代李唐的"民间医帅手术图"记载，一名走方医正在村边户外治疗患者的背痛，随行的小徒弟脚边就摆着一个串铃。故走方医又名铃医。

走方医的串铃又称为"虎撑"或"虎刺"。"虎撑"一名的来历神话色彩很浓。相传宋代有个叫李次口的人在山间遇一病虎求治，此虎被一根骨头卡住了喉咙，痛苦异常。李次口本想伸手去拔除虎喉之骨，又怕老虎痛时咬住自己的手。于是他用一个铁环上下撑住虎口，手从环中伸进虎喉，取出骨头。这个铁环因此得名"虎撑"。宋代这个故事的主角后来又被换成唐代名医孙思邈，故事中被治愈的病虎也成为孙思邈的坐骑，随时跟随着他。

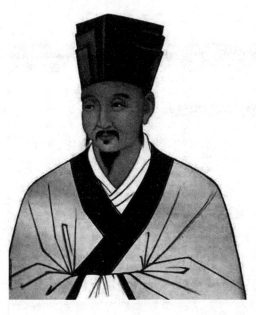

刘完素

"虎撑"显示了民间医家的智慧，这是一个中空的铁环，里面有可滚动的金属球，只要一振摇，就会发出哗唧唧的响声。考究的"虎撑"，外面铸有各种符号或图案。今存的宋代"虎撑"，一面铸有八卦，一面铸有七星、三星、金乌（日）、玉兔（月）。

走方医游食江湖，"摇铃求售"，必须有一套迅速取得病人信任的办法。他们内部使用着特殊的"市语"，有着一整套笼络病家的方法，也掌握了一些普通市医很少采用的医疗技术，甚至有自己的专书和秘不示人的授徒教本。现存最早的走方医专书是明代江湖散人王武烈编的《秘传神仙巧术各色奇方》（1593年），而最有影响的走方医著作是清代赵学敏整理编撰的《串雅》（1759年）。

现存的走方医专著中披露了他们的许多治疗秘法。他们主要靠"四验"，即取牙、点痣、去翳、捉虫，迅速取信于民。其中含有像去翳、捉虫这样蒙人眼目的骗术。如去翳，走方医将"光明子"（罗勒的细小种子），放进病人眼睑，片刻后取出该药，种子周围即有一层白色的翳膜，很像一只蒙有翳膜的小鱼眼睛。走方医将这层翳膜说成是他们能即时去翳的证据。实际上这是因为"光明子"表面有一层黏液质，被眼泪水湿润后膨胀而成的白色翳膜状物。至于"取牙""点痣"，倒是要些真功夫。"取牙"采用加工过的砒霜点牙根，危险性很大。"点痣"则用腐蚀性很强的石灰、巴豆、碱水去点灭疣痣。这样的方法倒是可以立竿见影，但尤其需要精熟的技巧。操作不当，完全可能造成伤害性的后果。一旦引起事故，走方医会一走了之，令人无法追究。

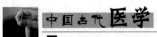
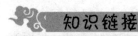

走方医治疗的三字诀

走方医治疗有三字诀：贱、验、便。"贱"指药品价廉易得，"验"指即时见效，"便"指治疗方便。他们的药方特点有四：顶、串、截、禁。"顶"是催吐药，"串"是泻下药，"截"是治疗疟疾的药，"禁"是一些符箓禁咒之类的方法。走方医的原始手抄本记载了以大黄为主的"串药方"，通过催吐或泻下，有时可以把一些体内的积滞迅速排出去，从而治愈疾病。一般市医为求安全保险不太敢用的吐、泻方法，成了走方医的治疗法宝，使用毒药治疗疮疡肿毒等外科疾病也是走方医的常用手法。明清以后，走方医急速发展，形成了许多分工不同、形式不一的走方医群体。

最常见的一类走方医形像是一手拿着"市招"，即一种广告式的幌子，胳膊肘上挽着药囊，另一只手顶着串铃，走街串巷；还有一类则以卖膏药为主，他们或以武术来吸引观众，然后宣传其膏药；或摆地为摊，当场治疗，也有的假扮成游方的僧尼、道士，四处行医。他们奉行的行规是："志欲傲，礼欲恭，语欲大，心欲小。"意思是给人形象是志高气傲，但礼数恭敬；敢说大话，处事却很小心。

除了古代走方医的医术中包含了许多有效的简验便廉的治疗方法外，也有一些真才实学、能为穷乡僻壤缺医少药地区服务的好医生，当然，这类行医者中，也不令利用欺骗手法蒙哄病人，从中渔利的。走方医产生在古代，当今也仍然存在，多称为"游医"。他们还是保留游动的特征，但是欺诈蒙骗的方式已经与古代大不相同。

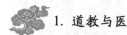 道、僧之医

中国历史上不少道人和僧人兼带行医。那么，他们所用医术与中医相比较，是否有所不同呢？

1. 道教与医

道教是中国土生土长的宗教，形成于东汉末年。医是一种职业，道教是一门宗教，这就决定了两家的活动并不相同。古代，无论是方士还是道人，他们追求的都是神仙与不死。道教所用吐纳导引，房中采补，辟谷食气，炼丹服饵，都是为了神仙与不死，其中必然要涉及养生和用药。因此，有些道人也深懂医药之道。南北朝时的陶弘景（456—536），字通明，丹阳秣陵（今江苏南京）人，就是这样一位代表人物。陶弘景认为，道经、仙方中的药物，也要遵从本草（即中药学）用药道理，但用药、制药方法却略有不同。医家用药为人治病，方士用药为己长生。所以同样一味药，使用目的却完全不同。如黄连，"世方多治下痢及渴，道家服食长生"。道家多用矿物类药，如丹砂、云母、金屑等，而医家多用的人参、当归、黄芪等却不是道家所需。尽管如此，他们所用的药物也有交叉重复，用药之理又基本相同。陶弘景整理了《本草经集注》一书，为此后的本草发展奠定了基础。但是，他毕竟是一位道教人物，经他的手整理的本草书，自然也就保持了医、道合流的风貌。早期的"本草"书大多囊括了医、道两家的用药内容。

汉代以后，道教对中医药的影响主要在养生和药物方面。道士中有的为人治病，或为传教布道，或出于喜欢医术，乃属个人行为。道士行医，方法不一，或采用源于巫术的符水符咒，或采用中医的方法，并没有完全独立于中医之外的另一种医学。晋代道教理论家葛洪所著的医书《肘后方》，为医家所推崇和使用。

《道藏》中的《备急千金要方》、《图经衍义本草》等许多医药书，实际上本是中医用书。唐代孙思邈、王冰，宋代王怀隐，都是医、道兼通的佼佼者。北宋政府整理《开宝本草》时，专请道士马志参加，就是因为那时的道

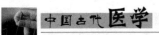
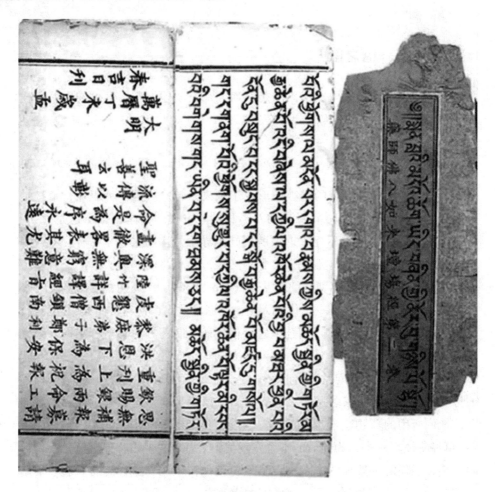

《道藏》书影

士往往掌握了较多的药物知识。但是随着道教烧丹炼药之风渐熄，医家用药飞速发展，本草中的道教影响越来越小，临床药书基本上是医家用药知识。宋代以后，医、道的联系越来越少。山林道观中的道士虽不乏知医懂药者，但他们不以治病为业，更少著书立说。

由于医学名家中有一些道教人物，因此在一般民众眼中，似乎道教对医术别有一套。利用民众这般心理，明清时有的云游道士借看病为名，行诈骗之事。他们实际上不过是以道士身份为掩护的江湖骗子。明清文学作品中经常提到这类人，如《醒世恒言》中就提到，他们"都是走方光棍，一昧说骗钱财，何曾有真实学问"。这些败类毁坏了道教的名声，他们的作为实在与道教无关。

2. 僧人与医

佛门的僧医情况与道教有所不同。佛教来自印度，而印度的古代医学是非常发达的。在佛教传入中国之初，印度医学也随之步入中国，出现了一批非常活跃的僧医。

著名的僧人于法开是中国首位擅长妇科的僧医。他认为医术可以自利、利人，故借医术以助传教。据记载，他曾在旅途中用羊肉羹拯救了产难。在他之后的释昙鸾，也曾用母鸡补产妇之力而拯救产难。僧医救死扶伤，突破了沙门的身手不触近妇人之戒。唐代长安寺庙有赐子的"竹林神"，为妇女所崇信。宋末，南京凤井寺僧慧明把他的妇产科知识传给浙江萧山竹林寺僧静昙。明清以后，竹林寺治疗妇科疾病名声鹊起，留下了很多著作。

南北朝时，佛教盛行，出了很多著名僧医。其中支法存、仰道人善治脚气病。齐梁间的释深师，撰有《深师方》，其佚文至今留存在《医心方》等书中。释慧义善治因服寒食散引起的疾病，撰《寒食解散杂论》。胡道洽（或因避讳称为"胡洽"）精于医学，撰《治卒病方》。释昙鸾还曾经和陶弘景切磋过医学。唐代最为著名的僧医是鉴真和尚。鉴真（688—764年），俗姓淳于，广陵江阳（今江苏扬州）人。他是一位博学多才的高僧，深谙医药知识。唐开元间，应邀东渡传经，11年间经历六渡，始抵日本岛，带去了大量的中医书籍、药材与成药方。

佛教医学的眼科对中医眼科影响很大。佛家认为"龙树"大士能治眼疾，所以眼科书多用《龙树菩萨眼论》之类的名称。其时外来僧医的拿手好戏是金针拨内障最拿手，即用针将眼白内障拨去，这一技术至今沿用。唐代刘禹锡《赠眼医婆罗门僧》诗说：

> 三秋伤望远，终日泣途穷。
>
> 两目今先暗，中年已老翁。
>
> 看朱渐成碧，羞日不禁风。

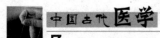
师有全箴术，如何为发喙？

佛教医学虽然无法动摇中国医学理论体系，但是却丰富了中医学的内容。敦煌壁画中有许多医药相关的图画，其中有以杨枝揩牙净齿图。杨枝揩牙也被收进了《外台秘要》。佛教传入也带来了"福田"、"悲田"院之类的救贫医院。佛家的慈悲为怀，使这类的救济院为救治贫困发挥了一定的作用。所以有人说"沙门为一大养济院"。

唐代以后，中国的佛教已逐渐本土化，印度的新医学知识不再续来。因此宋以后僧医所用，还是中医的理论和方法。例如，金元刘河间学说的传入就有荆山浮屠，他虽然是和尚，但接受的却是河间医学的衣钵。清代非常有名的浙江萧山竹林寺女科，其所用治疗方法也找不到外来医学的影子。一些信奉佛教的居士，偶或把佛经里面的一些主张拉进医药学中来。例如明末的卢复、卢之颐都笃信佛教，他们的书中常以佛理阐发中医医理。历代佛门弟子施医舍药、救济贫病，但他们在社会医疗群体中并不是主力。

和游方道士中的不良分子一样，明清之时游方的和尚中也有一些道德败坏的奸僧。这些人"作道妆、僧服"以为掩护，行骗取钱财之实。以至于明、清乃至民国间的文学作品中，游方僧、道的名声甚差，这其实与佛门、道教没有任何关系。

祖传世医

《礼记》云："医不三世，不服其药。"最通行的解释是医学难精，必须数代积累经验，才能有所作为。父子相传，是古代中医教育的重要形式，故历史上屡见世代相传的医学世家。

历史上较早而且名声很大的医学世家是南北朝的东海徐氏。这一家族名医辈出，其中徐秋夫擅长针灸。相传徐秋夫曾以稻草扎成人形，按穴施针，治愈鬼病，故有"秋夫针鬼"的神话。秋夫之子徐叔响，史书记载他撰写的医书就有近10种。秋夫另一子徐道度，长于儿科。因腿有疾，特许乘轿进宫给皇子看病。道度之子徐文伯、孙徐雄，都是一代名医。徐雄之子徐之才，所撰《药对》有佚文存世。徐之才受封为西阳郡王，故人称"徐王"。徐之才总结祖传八代的经验，撰成《徐王八代家传效验方》等书。其后裔到明代还有行医者，可见这一医学世家绵延了数十代。

大凡医术久传的家族，多有名声显赫的开山先祖。南宋世医陈沂（素庵），其先祖是五代后唐名医、《食性本草》的作者陈仕良。陈素庵因治愈宋高宗赵构妃子危疾，皇帝赏他"御前罗扇"。凡宫中人有疾，招陈沂入宫，只要陈沂持扇，侍卫不得阻挡。陈沂后来官至翰林金紫良医。他的子孙散居浙江，世代以妇科扬名。为了显示家学渊源，陈氏子孙刻木为扇，将仿制的宫扇竖立在诊所前作为招牌，故人称"木扇陈"。陈氏家族的名医很多，陈素庵的裔孙陈谏撰医书《苨斋医要》（1528年），也不忘在书前绘上其先祖持扇的肖像。直到清道光时，陈氏子孙在浙江嘉兴角里街诊所前仍然竖有木扇，上书"宋赐宫扇，南渡世医"。

和"木扇陈"相似的医学世家还有"金钟李"。其始祖是宋代的小儿名医。据说因治愈皇子胫骨溃疡，得到皇帝赏赐的金钟。从此以后，其后世习医者，就在门前悬挂金钟的复制品，以为市招，人称"金钟李氏"。到15世纪，开封著名儿科医生李信，就是"金钟李"的传人。

延续到当代的最著名的医学世家是青浦（今属上海）何氏，据说从南宋至今，已经传了近800年，历28代。其始祖何侃，绍定（1228—1233年）中当了个小官，后归隐于医。何侃没有得到木扇陈、金钟李那样值得炫耀御赐之物作为招牌，但其后裔却出了数十个名医。仅第16、17两代，就有67人行医。担任太医院使、御医及医官者亦不少。何氏历代名医留下了许多医学著作，其中何镇有《本草纲目类纂必读》、《何氏家传集效方》、《何氏济生论》等书；何其伟有《医学妙谛》、《瘟疫编诀》、《世济堂医案》等书。何氏家族精于临床，故今有传世的《重古三何医案》（何元长、何其伟、何鸿舫）。何鸿舫（1821—1889年）精医工书，他留下的医案不仅为医家所重，也是书法的珍品。何氏传人何时希，虽已不从事临床，但他编纂的《历代中医人物传录》对医学也作出了贡献。

医学世代传家，有利于医学经验的积累。明代著名医药学家李时珍（约

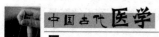

1518—1593 年）就出生在一个医学世家。其父李言闻撰有药学著作《蕲艾传》、《人参传》。李时珍攀登药学高峰，撰成《本草纲目》，其中也包含了他父亲积累的药学知识。清代，安徽歙县出了一个以治疗喉科疾患著称的郑氏医学世家。在前代经验积累的基础上，郑梅涧（约 1727—1787 年）撰成喉科名著《重楼玉钥》，成为当时治疗白喉的重要参考书。

医学世家在古代乃至近代屡见不鲜，有其一定的历史和社会原因。医业作为一种谋生的职业，自然也面临医疗市场的竞争。医家为了保持市场竞争的优势，宣扬家学渊源，保守祖传医疗秘密是比较普遍的现象。某些医学世家甚至有传子传媳不传女的祖训。"医不三世，不服其药"的古训，又助长了社会上对医学世家的崇拜和敬畏。因此，在个体行医盛行的时代，强调祖传医学是不足为奇的。但在中医教育高速发展的今天，祖传世医已经不如古代那样有市场了。

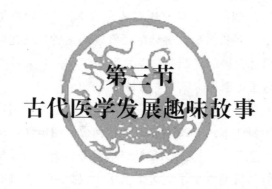

第三节
古代医学发展趣味故事

最早的医学分科

原始社会中的图腾崇拜及氏族社会后期的祖先崇拜，发展到殷朝（公元前 18—公元前 12 世纪）奴隶制时，便成为一种具有神教本质的巫教。巫教崇拜"天帝"和祖先，并以祈祷和占卜的姿态出现，因而殷代的医学，基本还是脱不了巫医的形式。例如传说著第一部《汤液经》的伊尹，他便是当时很有权势的教主。尽管当时的医学带着很浓厚的宗教色彩，但对疾病的认识方面是有很大成就的。

殷朝的文字主要是用刀刻在铜器（青铜）、龟甲和兽骨上面的。据考古学家目前已经获得的甲骨文字材料，便有头病、眼病、鼻病、耳病、口病、牙病、舌病、喉病、心病、胃病、手病、臂病、关节病、足病、趾病、骨病、瘤病、跌伤病、产妇病、小儿病、流行病等 21 种疾病的记载。这些记载证明，殷朝时候对疾病的认识，已经不是笼统的概念，而是按照生理的部位来定名了。

到了周朝（公元前 1122—770 年）对疾病的认识分析得更加细致，其中最主要的是把一年四个季节中多发性的流行病提出来了。如古书《周礼》

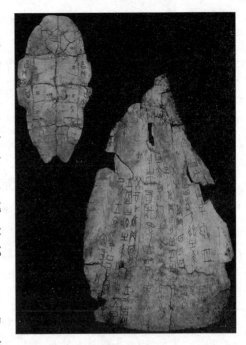

甲骨文

记载：一年四季都有流行性的疾病发生，春季里流行感冒头痛病，夏季里流行疥癣一类的皮肤病，秋季里流行疟疾，冬季里流行咳嗽气喘的病。这和现在疾病流行的情况基本是一致的，这就说明周代对疾病发生的规律有了初步的认识。

由于殷周时期具有认识疾病的丰富知识，治疗方法亦有较大的进步。在另一部古书《吕氏春秋》里看到伊尹提出治疗疾病的原则说，如果能使人体不断地吸收新鲜的东西，排泄陈腐的东西，肌肤血脉就通畅无阻了，精神正气自然会逐渐增加，把病邪完全驱除掉，这样就可以使患者获得高龄。这种论据是完全科学的。

据目前可以查考的文献记载，周朝使用的药物最少有 100 多种，如现在最常用的车前草、贝母、益母草、青蒿、黄芩、白芍、茅根、花椒、葛根、甘草、艾等等在周朝便已经有了。这些有疗效的药物，通通由医师专门负责管理起来。

那么，古代医学为什么会有这样辉煌的成就呢？这主要是由于当时有了较好的医学分科和医事制度。

周朝把医学主要分作四科：（1）食医。（2）疾医。（3）疡医。（4）兽医。食医是专管饮食卫生的，研究一年四季中不同口味的饮食烹调；疾医就是现在的内科医生，所有内科范围内的疾病，都归他治疗；疡医治疗肿疡、溃疡、跌打损伤等，包括现在的外科、骨伤科；兽医专门治疗兽类的疾病，和现代是一致的。

周朝的医药卫生人员编制也是较完善的。医师的职位最高，由他领导四科的医生。医师下面设2个"上士"，就是一等一级医生；四个"下士"，就是一等三级医生；还有两个保管人员，当时叫做"府"；两个办理文书的，当时叫做"史"；还有"徒"20个，也就是办事员，这些都是卫生行政人员。四科的编制是：二级食医两个，二级内科医生8个，三级外科医生8个，三级兽医4个。

他们对医药卫生人员的要求也相当高，每年的年底考核他们的治疗效果以确定来年的薪俸。治愈率达到百分之百的为上等，治愈率百分之九十的为二等，治愈率百分之八十的为第三等，治愈率百分之七十的为第四等，治愈率百分之六十的为下等。每年的年底考核他们的治疗的效果以确定来年。

同时，人死了不仅要登记，还要由主治医生把治疗经过写出来报给医师备查。不仅对内外科医生要求这样严格，就是兽医的治疗效果，也得照样上报，作为年终检查成绩的主要材料。

以上说明祖国医学在公元前1000多年这样早的时期，便有了相当大的发展，对繁荣民族文化科学起了很大的作用。相反，我们知道当时以巴比伦为中心的医学，还处在普遍求神赶鬼、画符念咒的时代，医生医死了奴隶主，要被处以断手罪，医死了奴隶，也要赔偿一个奴隶。

科学行医的开始

社会发展到东周以后，也就是春秋战国时期（公元前770—222），由于宗族制度的破坏，土地私有制度已经形成，对农业生产起着推动作用。仿制

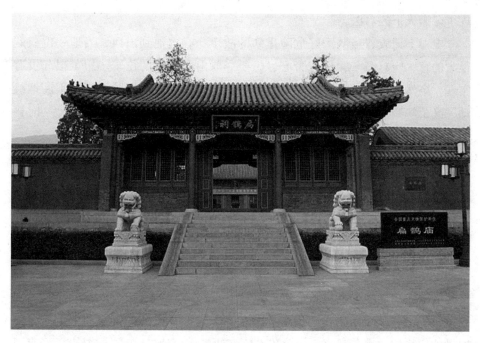

扁鹊庙

工具已开始应用，工商业也跟着发展起来。因此在文化上的创造得到进一步的发扬，人类的知识得以提高。

在医学方面，鬼神致病的观念发生了动摇，人们已逐渐懂得生病要请医生吃药，而且还要请富有经验的医生。所以当时流行着一句话："如果医没有行到三辈人的，不要随便吃他的药。"外科医生要医好过折断三次手膀的，才算有经验。扁鹊就生长在这样的时代，他就是当时最有经验的名医。

扁鹊生长在河北省任邱县，姓秦，他真名叫越人。本来他家是经营旅馆业的，曾经旅馆里住有个叫长桑君的客人，是很有学问的医生。聪明的扁鹊认识到长桑君不是一个平凡的医生，便很尊敬他，处处给他方便。长桑君亦看中了扁鹊的聪明，非常喜爱。一天，长桑君把扁鹊叫到寝室里去，低声地对扁鹊说："我年老了，有很多灵验的方药，想传授给你，你愿意吗？"扁鹊非常高兴地同意了，把长桑君的灵验方药都一一记录下来。随后扁鹊依照长桑君传授的方法给别人治病，效果很好，在不断的实验和研究中，扁鹊终于成了名满天下的名医。

史书上记载着扁鹊医好危险重病的故事：有次他到山西，当地一位权威很大的官，叫赵简子，怀着野心，想要夺取山西晋王的位子。想了很久没有实现，卒然害病就昏迷了5天，人事不省，扁鹊摸到他的脉搏还在不断地跳动，又了解到他思想上存在的问题，便断定赵简子是由于过度用脑，一时昏晕，并没有死，果然不出3天就清醒过来了。

又有一次，他到了陕西（虢国），这里的王太子害了重病，四肢冰冷，知觉丧失，一般人都以为太子已经死了，于是忙于办丧事。但是很奇怪，太子死了半天多还不收尸（不僵硬），扁鹊先从旁打听清楚了病情，再进行诊断，发现太子还有微弱的呼吸，两股内侧并没有完全冷却，便断定是假死。当时他就在太子头顶的正中"百会穴"刺一针急救，太子一会就苏醒了。同时在两肋下用温热药包来敷，太子很快便能坐起了，后来吃20多天的药，竟完全恢复健康，扁鹊的名声从此愈来愈大了。

过了一些时间，他到了山东，山东齐王的太子桓公午听说扁鹊到了，便殷勤地招待他。扁鹊观察出桓公午有病，便告诉桓公午说："你身上已经有了病象，不过还浅在皮肤里，如不及时治疗，可能演变成严重疾病。"

桓公午不相信，总以为医生都是贪名好利的人，企图医治没有病的人来宣传自己的医术，因此不听扁鹊的劝告，不肯医。

又隔了10天，再看到桓公午时，扁鹊郑重地说："你的病已经蔓延到肠胃，再拖延下去，恐怕今后就来不及医治了。"这回桓公午更不高兴了，仍然不理睬扁鹊。

又过去了10天，扁鹊看见桓公午，望望他的脸色，便急忙溜了，桓公午派人去问他为什么要跑？扁鹊说："病在皮肤，并不深入的时候，用点汤药或者熨药，便可医治好；等病影响到了血脉时，也可以用扎金针的方法治疗；病既伤了肠胃，都还可以想点方法来配药酒吃；可是现在桓公午的病已经深入到骨髓了，我是没法医治了。"

不久，桓公午就全身发烧、疼痛，急急派人请扁鹊时，扁鹊已经逃到秦国去了。桓公午终于因无法医治而死去。

扁鹊既有这样高的本领，因此群众都把他看作活神仙，到处传说扁鹊连死人都医得活，扁鹊却很谦虚地说："我哪里会医活死人呢？只是病人没有真正死的时候，我能仔细地诊断出来，设法医治就是了。"

这时一部分人还相信害病是由于鬼神在作怪。如孔夫子害病，他的学生就主张求神。晋国的国王害病，也说是有两个小鬼害了他，所以巫医还在当时继续存在并危害人民。扁鹊是坚决反对鬼神迷信的，他告诫群众不要被巫医欺骗，他说："害病相信巫神，不相信医生，他的病就不能治疗好。"这样教育群众，有很大的益处。

扁鹊为人民服务的热忱和钻研学术的毅力都很大。他路过邯郸，邯郸的妇女很多害带病，扁鹊就住下来给她们医治。他不断地研究医治带病的方法，结果许多带病都医好了。妇人们非常感激他，群众说他是妇科专家。

后来他又从洛阳过，洛阳城里高年的人，多患五官病，尤其是眼花耳鸣这类的病很多，扁鹊耐心地给这些人医治，多数都恢复了健康。群众又称扁鹊为五官科专家。

有一次扁鹊到了咸阳，咸阳一带小儿的疾病很多，当地最著名的医生如李谧等，都医治不了，经扁鹊竭力救治，终于把威胁这些小孩子的疾病治好了。咸阳人都称赞扁鹊是小儿科专家，可是这件事却引起李谧的嫉妒，有一天，李谧派了一个杀手，把这位最为人民爱戴的医生刺死了。

由于扁鹊在医学活动中给人民留下了极其深刻的印象，因此群众到处为他建庙立碑，现在他的庙还散见于全国各地，他的家乡仍被称为药王庄，并累世相传地纪念着。

古代的卫生防疫设施

古代的劳动人民为了战胜威胁人类健康的疾病，很注重卫生工作，并积累了丰富的经验，这些经验成为我国灿烂古代文化的重要组成部分。早在周代便有一部专讲卫生知识的书，叫《卫生经》。现在这部书虽失传，但是在其他各种文献里的卫生知识，还是非常丰富的。

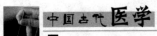

1. 水的清洁

中国人很早就知道凿井，认为凡凿井的地方总是水源好、又清洁的地方，所以"井"字的意义基本作清洁的"清"字讲。据周代《易经》记载，有泥的井水不能吃，这是由于地势太低洼的关系；已经破旧的井里的水，不仅人不能吃，就雀鸟也不能去吃。

为了保持井水的清洁，除选择优良水源外，在周代就知道烧砖来垒井，当时叫做"井甃"。井修好了，还要经常淘洗，保持清洁。

相传在原始公社时代，虞舜皇帝曾经亲自淘过井。春秋时代每年在冬末春初的时期，或在暮春三月，都要彻底把井清洗一次，重新换上干净的水。汉朝规定每年的夏至节日淘井换水，这淘井工作，当时叫"改水"和"易水"。他们在动员群众做这次工作时，便宣传说："井淘得好，水里没有毒气，吃了不会害温病。"

2. 修建下水道

群众居住的地方，废水排除得不好，会影响健康，古书《秘奥造宅经》记载暗沟里的秽水排除得好，就没有臭气，房屋既干净，人也不会害温疫病。因而古人很注重下水道的建设，最近在河北易县发现了战国时代（公元前403—222年）用陶制的下水道管。此外，在文献里看到古代用石砌、铜铸、砖结的下水道，古书"三辅黄图"记载，汉代的萧何给皇帝修未央宫，宫里修一座石渠阁，这阁下面就用石头修成了较大的下水道，又叫御沟。

《啸亭杂录》里记载明代皇宫里的下水道说："其中管粗数尺，皆生铜所铸。"在15世纪中国就有了金属铸造的沟管，这是世界上少有的。砖砌的下水道在中国城市中更普遍了，古书《通雅》记载用砖砌成的地下沟，叫阴沟；地上的叫阳沟。1951年10月，苏联专家调查北京的下水道，发现都是用砖砌成的，是明代的建筑物。明代到现在已五六百年了，经苏联专家仔细勘察，研究沟砖的侵蚀程度，证明再使用几十年也没有问题。这说明古代下水道的建筑是极坚固的。

同时，古人对下水道保护得也很好。在春秋时代，人民每逢雨季之前，就要清涤下水道，使它畅流无阻。宋代每逢新春，大街小巷的下水道都要检修，把所有污泥全部清扫出来，用船只运到乡村的荒郊去。这些处理方法，都是适当的。

3. 清除粪便

粪便也是传染疾病的根源之一，因而古代也很重视这个问题。很早以来就有公共厕所，在周代叫"井堰"，在汉代叫"都厕"，而且是有人管理的。在宋朝的都市里已有清除粪便的行业，据《梦粱录》记载，杭州城里，人口稠密，街巷小户人家，多半没有坑厕，只用马桶，每天自有出粪的人来收去，这行人一般叫做"倾脚头"，各有主顾，不能争夺。

这和今天各大都市处理粪便的情形很相同。太平天国革命时期，太平军所到之处都明令规定"不得在无耻处润泉"，也就是不准随地大小便的意思。

4. 灰尘的防止和垃圾的扫除

许多传染病多从尘埃中得来，如结核病、沙眼等都是。所以如何防御灰尘和清除垃圾，古人早已留心。汉代有个叫毕岚的人，曾铸造多具"天禄蛤蟆"，也就是人工喷泉，以减少地面的灰尘。后来他又制造了两种较大的洒水工具，一种叫"翻车"，一种叫"渴乌"。

翻车就是利用机车引水，使水喷到较远的地方去。渴乌是用曲形的筒子打气，能够把水冲激到较远的地方。这些洒水工具，经常设置在"南北郊路"，路上的灰尘便减轻了许多。

清除垃圾，一向是中国人的良好习惯，所以远在奴隶社会的甲骨文字里，就有了扫帚的"帚"字。南朝时候（420—589），梁遂安县（浙江金华）的县官刘澄是个有名的医生，做事认真负责，非常廉洁，他很重视环境卫生工作。在他做县长期间，把城内外的街道打扫得非常清洁，路上经常发现不到一根乱草，全城没有一个秽水坑，蚊虫苍蝇很少。在今天看来，刘澄实为一个注重环境卫生的好县官，值得向他学习。

史书记载南宋（1127—1279）时的临安（杭州）街上，每天都有扫垃圾的人，维持街道清洁，到了一定时期，他可以向各家各户收取费用。

至于三天至五天洗一次澡，早晚漱口刷牙，以及饮食衣服起居的注意等个人卫生，在各个时代的文献中，都有丰富的资料记载，就不一一叙述了。

古代人为什么这样注重卫生呢？可以说这正是"思患而预防之"的预防医学思想在指挥着他们。所以《淮南子》（汉朝刘安著的书）说：预防可以少生病，要想不生病，就要做好预防工作。宋朝邵雍还写了一首宣传预防疾病的诗歌：

"爽口物多终作疾，快心事过反为殃。与其病后能加药，敦若事先便自防！"

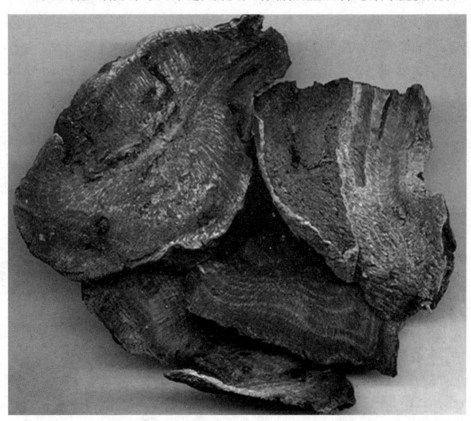

中药材大黄

他们是如何具体做好预防工作的呢？主要表现在下列几方面：

（1）用药物预防。据《山海经》记载，防虫（相当于现在的血吸虫病）药有8种，防疫药有4种，防五官病的药有8种，防皮肤外科等病的药有8种、防体内脏器病的药有4种，防兽病的药有1种。这些药都是在周秦间遗留下来的。

唐代名医孙思邈著的《千金方》书里载有"避温杀鬼丸""雄黄丸"等药，这种丸药既可以燃烧避秽，又可以佩带在身边，还可以内服，其中的主要药料为雄黄、雌黄、丹砂、白芷、鬼箭等，都是杀虫灭菌的消毒药。古医书里所称的"鬼邪"，多半都是指肉眼看不见、而足以使人害病的病原体而言。

（2）利用节令，进行防疫工作。《荆楚岁时记》说，正月一日，老少大小依次拜贺以后，每人都得吃点屠苏酒。屠苏酒是由大黄、白术、桂心、桔梗、蜀椒、菝葜、乌头等7味药用白酒浸泡而成的，吃了可以辟疫，不致传染温病和伤寒。

《月令广义》又说：五月五日，用朱砂酒避邪解毒，还可以涂在额、胸、手足心各处，能避免蛇咬，洒在墙壁门窗上，能避免毒虫。元旦端午这些节日是人民大众最不易忘记的，利用节日进行防疫不但在古代能起很大的作用，即便在今日仍有利用的必要。

（3）清灭传染疾病的动物和昆虫。古代人民在扑灭传染疾病的有毒动物上，也是尽了相当大努力的。在周代，政府便设有专门扑灭害虫的人员，属于"秋官"部门。负责驱除屋子里墙穴鼠洞中的一切害虫。驱除的方法，有的用热炭火，有的用毒酒。

由于人类在生活过程中，切身体会到疾病的痛苦和对生产的妨碍，因而产生"防患未然"的预防医学思想，并积极行动起来，这都是很自然的事。古老的医书《内经》说：在疾病没有发作前，就制止住了，才算是上等医生。这里可以看到祖国医学对于预防工作的重视。

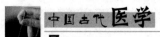

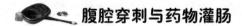 **腹腔穿刺与药物灌肠**

最早做腹腔穿刺的记录，是由《黄帝内经·灵枢·四时气篇第七十九》所记载的："徒瘵，先取环谷下三寸，以铍针针之，已刺而篙之，而内之，入而复之，以尽其瘵，必坚。"瘵，在古代指的就是水肿，这里指的是腹腔中单纯性水肿。原文的意思是说，这种病可以在腹壁上用一种大的针穿刺，然后套进一个筒针，放入腹腔，把其中的水都放出来，这样腹部就比较结实坚硬，病情可得到缓解了。

比《黄帝内经》记载略晚一些的放腹水手术，是在东晋葛洪所著的《肘后备急方》一书中提到的。该书"治卒大腹水病方第二十五"一章中写道："若唯腹大，下之不去，便针脐下二寸，入数分令水出，孔合需腹减乃止。"

较上述两例晚一些的是，古印度医学中婆罗门时期的妙闻氏（5世纪）以及拜占庭医学中爱金那的保罗氏（625—690年）的著作中都曾提到用穿刺放腹水来治疗腹水，但其具体内容均欠详。

世界上最早的药物灌肠术，是东汉时代张仲景的《伤寒杂病论》中记载的"蜜煎导法"："阳明病，自汗出。若发汗，小便自利者，此为津液内竭，虽鞭，不可攻之。当须自欲大便，宜蜜煎导而通之。若土瓜根及大猪胆汁，皆可为导。"

这一段记载，是说从肛门里塞进用蜂蜜熬成的栓剂，这种栓剂一头钝尖，一头圆，从肛门塞进直肠，不久便可把大便导出；还有另外一个方法，就是用土瓜根和猪的胆汁，灌到直肠内去，得到通便的效果。

东晋时葛洪的《肘后备急方》是用灌肠器进行药物灌肠的世界最早记录。书中写道："治大便不通，土瓜根捣汁。筒吹入肛门中，取通。"

这段记载从药物灌肠的记录来看，是次于《伤寒论》的。但是，《伤寒论》关于胆汁和土瓜根汁的记载，只说到药物，未提到器械。究竟怎样把药物弄到直肠中去呢？特别是像猪胆汁这类液态药灌进去，不借助器械，根本不可能，只有想法弄成栓剂。所以说，从器械药物灌肠看，葛洪的记录是世界上最早的。

古印度医学中也有药物灌肠，他们用的是油类，但记载的时间还不确切，尤其是关于器械灌肠，应以《肘后备急方》为最早。

催生丹与秋石

　　宋唐慎微编纂的《经史证类急本草》又称《证类本草》。本书全面总结了北宋以前药物学的成就，对于本草学的基本理论、药物名称、药性、主治、产地、采收、炮制等记述详细。《证类本草》中记载的用兔脑做催生丹用于妇人催产，是世界上最早发明的催产素。

　　《证类本草》卷十七兽部中品一节，在"兔"条下，有这样一段内容：

　　经验方云：催生丹，兔头二个，腊月取头中髓，涂于净纸上，令风吹干。通明乳香二两，碎入前干兔脑髓，同研。来日是腊（日），今日先研……以猪肉和丸如鸡头大，用纸袋盛贮，透风悬。每服一丸，醋汤下良。久未产，更用冷酒下一丸，即产。此神仙方，绝验。

　　这一段记载有几个特点值得注意。首先，它用的是整个兔脑。由于当时技术上的限制，要摘取兔子的脑垂体还有一定的困难，因而用全兔脑，其中就包括脑垂体在内，而且脑子里仅此一个内分泌腺，能保证其作用的发挥。其次，最值得注意的是"催产丹"的制法。它并不按一般中药那样煎煮后服用，而是把兔脑放在纸上，用风吹干，然后用乳香末加入兔脑中，研成末。这样，脑垂体中的有效成分就不至于在加工中被高温所破坏，失去效力。

　　催产素是具有使子宫收缩的特效制剂，几乎可以说百发百中，所以书中说："此神仙方，绝验。"

　　西医用脑垂体激素制剂催产，则是近代的事情，不过此时已经知道这是一种激素的作用。

　　沈括（1031－1095年）字存中。钱塘（今杭州）人。他曾采录各种方剂编成《良方》一书。后佚。后人在传本中加入苏轼的医药杂论，改称《苏沈良方》。《苏沈良方》中提到的从尿中提炼"秋石"的方法，是世界上最早应用和提取的性激素。

　　提炼"秋石"的方法包括"阴炼法"和"阳炼法"两种。其中的"阴炼

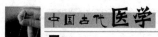

法"比较科学，其具体步骤是这样的：取人尿三至五担，尿液新陈均可用，发臭味的尿液也可以用。先把尿液放入大盆中，加入一倍清水，用棒棍不停地搅拌达数百次，然后静置使其澄清后，倒去上层清水。取沉渣，再兑入大量清水搅，静置后取沉渣。这样重复数遍，直到沉渣不现任何臭味为止，这些沉渣便是秋石了。待其干燥后，便成为洁白的粉末。然后，用人奶汁和成膏，曝干。干后再加奶汁研膏，如此重复九遍，最后做成丸药备用。

还有一种方法（即阳炼法），是在尿液中兑入皂角汁，再用竹篦子来回搅匀，静置后取下层浊液，加清水再搅，最后取得少量下层浊液，把它熬干后取结晶，加上热水使其溶化，然后用笘箕过滤，直至熬得洁白如霜的结晶。然后，把结晶放在砂盆中加热，使温度增高至结晶升华为气，集气冷凝后复结晶再炼，如此几遍。最后所得结晶，便可做药。

根据沈括的记载，他用这种秋石做成的丸药，治疗了好几个病人，其中有的还是他的亲戚，甚至他父亲和他本人。古代秋石治病的适应证有"虚劳冷疾"（《本草纲目》），也就是虚弱症，而且要属于虚寒型的。人们认为它有滋补作用，即"强骨髓、补精血"等等。秋石的另一个作用就是具有性兴奋作用，即"服者多是淫欲之人，借此放肆"（《本草纲目》引自《琐碎录》）。

最早的临床医学

东汉末年还有一位与华陀一样出色的伟大医学家叫张仲景，名机。大约生于公元150年，死于公元219年左右，活了70多岁。他是今河南南阳人，青年时候很有学问，曾经被荐举为孝廉，在50岁时曾做过湖南长沙的太守。

张仲景在10多岁的时候，已经读了不少的书。这时他的族人中有个叫张伯祖的，是极有声望的医生，他看到张仲景天资高，极聪明，肯钻研，便把他毕生所学都传授给张仲景。张仲景把老师的学问全部继承后，通过他自己若干年的经历，把张伯祖的医学又向前发展了一步。一般人都说：张仲景在临床上辨认疾病的细致，比老师还高明许多。

张仲景行医在洛阳修武一带的时间最多。洛阳是当时最繁华的都城，张仲景在洛阳的群众中威望很高，有"经方大师"的称号，什么叫做"经方"

呢？就是前辈人遗留下来的经验方药。

这些方药是很难掌握的，但一经掌握应用，效验特别好。同时经方的组织较严密，药味极简单，价格便宜，很适合群众的需要。张仲景最善于运用这种经验方药，所以群众称他做"经方大师"，亦最欢迎他。

有一个时期，张仲景在修武县行医，他认识了一位青年文学家王仲宣，他观察到王仲宣的神色不好，便告诉王仲宣说："你身体里面已经有病根子了，马上吃五石汤治疗，或许可把这病根子拔掉。如果不及时医治，就会逐渐演变严重。到了40岁，眉毛便要脱落，眉毛脱落半年后，就会有生命危险。"

王仲宣这时不过才20岁，听到仲景这番话，心里很不高兴，以为仲景是在夸大自己的本领，便不听他的话，更不会吃药。隔了三天，仲景又遇见王仲宣，问他吃药没有？王仲宣便欺骗他说："已经吃了。"仲景看看王仲宣的神色说："你没有吃药，是欺骗我的，你的神色一点也没有好转，你为什么把你自己的性命看得这样轻呢？"王仲宣始终不信仲景的话，20年后眉毛果然慢慢地掉下了，眉毛脱落后的第187天，王仲宣竟然死了。

张仲景在长沙做太守的时候，适逢这年疫病大流行，仲景想出很多治疗方法来和疫病作斗争，终于战胜了疫病，医好了不少人。现在长沙北城还有张公祠，就是当时群众修建起来纪念他的祠堂。

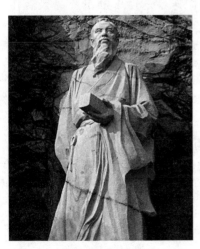

"医圣"张仲景

大概在公元195—204年前后，疫病流行得很厉害，其中尤以伤寒病的死亡率最大。这段时期张仲景的族人害伤寒病死的约占7/10。张仲景眼见到这种情况极为悲痛，除尽量想办法抢救外，还不断钻研经典着作《内经》、《本草》等，写出治疗伤寒病的原则和方法的《伤寒论》，使一般医生照着这个书治疗伤寒病，就能不犯错误，提高了疗效。这个书在当时起了很大的作用。后人根据他的著作整理成《伤寒论》和《金匮要略》两书。

有部研究琴的古书，叫《古琴疏》，里

面记载着这样一个故事：张仲景有一天到桐柏山去采药，有一老人来求他看病，张仲景诊察了这位老人的脉搏后，很惊奇地说："为什么你这手腕现的是兽脉呢？"老人便告诉张仲景说："我并不是人，是这泽山里地老猿猴。"仲景便在腰包里取出两颗丸药给它，老猿猴拿去一吃就好了。

第二天，这老猿仍然变成老人，抱了很大一根木料来送给张仲景，他说："这是一万年以上的古桐树，人间最难得的。"张仲景便请匠人来把古桐制成两张琴，一张叫做古猿，一张叫做万年。尽管这是神话，但从故事中可以了解到群众对张仲景的爱戴。

张仲景有两个学生，一个是河东人卫汛，一个是曹魏人杜度，都继承了仲景的学问，写了不少医书，可惜都失传了。

张仲景不仅是临床治疗经验丰富的名医，而且学问渊博，著述很多，据史书记载，他著有《黄素药方》25卷、《辨伤寒》10卷、《疗伤寒身验方》1卷、《评病要方》1卷、《治妇人方》2卷、《五藏论》1卷、《口齿论》1卷、《脉经》1卷、《五藏营卫论》1卷、《疗黄经》1卷。他是汉代以前有这样丰富著作的第一个医生，可惜除《伤寒杂病论》还存在外，其余的都失传了，这是祖国医学很大的损失。

张仲景距离现在1700多年了，群众还是尊称他做"医中之圣"。他仅存的一部《伤寒杂病论》仍然脍炙人口，是祖国医学遗产中的主要经典著作之一。

妇幼保健的源起

古代医学发展到唐朝（618—907年），各方面都在进行总结，其中总结得较全面的首推孙思邈。在他进行全面总结古代医学的工作中，特别注意妇幼保健问题，这是前人少有做过的工作，也就是他的伟大之处。

孙思邈是陕西耀县人，唐代著名医家。大约在公元581年时生于耀县东北15里的孙家塬，7岁开始读书，每天能背诵1000多字。满20岁时，孙思邈便精通诸子百家的学说，隋文帝曾请他去做官，他不肯去。后来唐朝统一了中国，唐太宗、唐高宗都曾经请他做官，他还是一概谢绝，一心钻研医学。

孙思邈为什么把医学看得头等重要呢？他认为人类最宝贵的就是生命，生命的价值是千金也不能换得的。他采集唐以前的许多医药文献，结合个人从医经验，编写成《千金要方》、《千金翼方》各30卷，尤其重视妇科和儿科。他认为继续人类生命的首先是妇人和小孩，因此在他的总结中，便把妇儿科放在头等地位。

　　《千金方翼》开首的三卷就是妇人方，他认为妇女既有特殊的生理，也就有特殊的疾病，妇女疾病该另有系统。他写成了妇人方三卷，还在首页上强调地提出，凡是懂得养生道理的，都得教育子女们学习好这三卷书，通晓其中的道理。没有疾病时，可以保养身体，万一有了疾病，也不会仓皇失措。尤其是已经做了母亲的，更要好好地学习，每个做母亲的都能够抄写一本放在身边更好。

　　妇人方从求子到调经，包括整个妇人的特殊疾病，确是一部很好的妇女卫生手册。如关于孕期卫生，他说：妇人怀孕时，住的地方要简洁安静，尤其是调养性情，节制嗜欲，不使受惊恐。临产时不必忙乱恐慌，旁边的人也要安稳谨慎，不要说生得快了、慢了，更不要露出不安的样子，免得使产妇心里紧张，引起难产。小儿初生下时，先用指头裹棉花，擦去小儿口里和舌头上的淤血，如果不及时擦抹，小儿一哭，咽下肚里，会引起许多疾病。假如小儿落地后不出声，可用暖水洗浴，或向小儿呵气，或用葱白当做鞭子，轻轻地打小儿的身体，使小儿哭出声来。

　　孙思邈对下一代的看法是怎样的呢？他说："延续人类的生命，应该以培育幼苗为切要，如果没有小的生命，也就不会有大的生命。由小及大，这是常情，不能颠仆的。所以我研究医学，总是以妇人小儿为首要，依次才研究大人、老年人，也就是生不忘本的意思。"故此，孙思邈对一般忽视小儿保健问题的人非常反对。他说："有的医生讨厌婴儿的乳臭气味，不肯亲近它，这

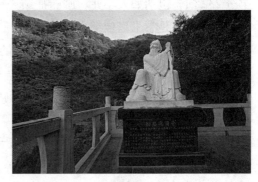

孙思邈

是莫大的错误。"

孙思邈在小儿卫生和护理方面，都有很多独到的见解，他说："小儿幼弱，肌肤还不太健康，衣服不要穿得过多，过多了反而还损害他的皮肤血脉，不能抵抗疾病。在晴天，最好让小儿多见阳光，乳母和小儿都应该在晴暖无风的阳光下多玩一会，使其气血流通，肌肉肥健，能够抵抗风寒，不害疾病。假如少有见阳光，肌肤就脆软，容易生疾病，好比阴湿地方的草木，很少见到阳光，那是不容易生长起来的。"

孙思邈还认为给小儿喂奶的次数和奶量，都应当有一定的限制，既不能饥，也不要过饱；选择乳母，应要求性格和蔼，身体健康，没有疾病的；并要求乳母在喂奶前先把乳房里的宿奶挤去，然后喂饲；也不要让奶汁直射小儿口中。如乳母在睡觉时，最好不要让小儿继续吃奶，免得小儿不知节制，吃得过饱了。

此外，他还提出要多给小儿洗澡和换衣服，洗澡的水温度要适中，时间不要太久。洗澡后在小儿腋窝或阴部涂上细粉，以防湿疹。这些主张都有它的实际意义。

从上面他对妇人小儿那些主张看出，《千金方翼》这部书流传到现在仍然受到广大群众的欢迎，的确不是偶然的事，它在中国妇幼保健工作中起了不小的作用。孙思邈的书不仅在中国受欢迎，而且还影响到邻国朝鲜和日本的汉医。

前面已经说到孙思邈的《千金方翼》，是他对祖国医学的全面性总结。全书分232门，包括妇人小儿、脏腑症结、针灸方药、内外诸病、养性炼气等，上面列举的只是它书里较突出的一部分。

由于孙思邈对医药卫生事业有伟大的贡献，他在公元682年死去以后，人民一直纪念着他。特别是他的故里——陕西耀县孙家塬，对他更是尊敬。孙家塬里至今还保留有孙思邈的祠堂，祠堂中有孙思邈的塑像和他父母亲的塑像，在祠堂前面还有他先人的茔地。

耀县城东约三里，有一座山，原名五台山，因为孙思邈曾在那里隐居过，后来便改名药王山。药王山的风景很幽美，山上现在仍旧保留了许多有关孙思邈的古迹，如药王庙。庙里有拜真台，相传是唐朝的皇帝见到孙思邈在医药上贡献很大,又不肯做官,故封他做"真人"。庙里还有太玄洞,是孙思邈隐居的石洞,现在洞内还有孙思邈的塑像。

洞旁一座亭子中,竖立着8座石碑,叫做"千金宝要碑",是公元1124年(宋朝时候)刻的,上面有《千金方》的部分药方。庙里还有洗药池,据记载是孙思邈当年洗药的地方。此外,药王山的南山上还有一座公元1081年刻立的石碑,上面详细地记载了孙思邈的平生事迹。

医院的建立——病坊

中国类似医院的组织最迟在汉朝元始二年(公元2年)就已经有了。那年黄河一带发生旱灾,瘟疫流行,皇帝刘衍选了一座较大的屋子,设置许多医生和药物,免费给老百姓治病。这可能是中国历史上第一个公立的临时时疫医院。

又到了延熹五年(162年),皇甫规被提升为中朗将,率领大队人马在甘肃陇坻一带作战。适逢军队里疫病流行,死亡率高达30%~40%。皇甫规便租赁大批民房,设置医药,把病员都集中起来一起治疗。他还每天去看士兵们的病,当时军队中的这种医疗组织叫做"庵庐",就好像是现在的野战医院。

南齐永明九年(491年),吴兴一带大水,疫病流行,竟陵的王萧把自己住宅拿出来,设医置药,收养贫病,这可能是中国私立慈善医院的最早形式。

北魏太和二十一年(497年),孝文帝(元宏)曾在洛阳设立"别坊",派遣了4个医生,购备许多药物,凡是贫穷害病无力医疗的,都可以在这里就医。在永平三年(510年),南安王(拓跋余)命令他的太常官选择宽敞房屋,遣派医生,备办药品,凡是有疾病的都住在里面治疗,这可能是公立慈善医院的最初形式。

唐朝的医院都叫做"病坊",大约在开元二十年(733年)就开始有病坊的名称了,这时的病坊大多都是设在庙宇里的。不仅是长安、洛阳这样的大城市有,就是其他各州亦有设立。

　　因为病坊设在庙宇，主持人多属僧尼，在会昌五年（845年）唐武宗（李泸）曾一度毁销庙宇，影响了病坊的工作。后来由李德裕等的倡议，选举乡里中有声望的人来做病坊的主持人，病坊的制度终于得以保持不变，到了五代时，个别病坊曾有改名为"养病院"的，可见唐朝后不仅医院事业有很大的发展，名称亦很接近现代了。

　　到了宋朝，医院的规模逐渐扩大。在公元1063年，宋仁宗赵祯曾以宝胜、寿圣两座庙宇为基础，各添修50栋房屋，也成立两个医院，每个医院病人名额各规定为300人，这样的大规模医院就是现在也还是不多的。

　　元祐四年（1089年），苏东坡在杭州做官，他捐献50两私帑，和公家的经费合起来办一所病坊，名叫安乐坊，3年医好了1000名以上的病人，这是中国历史上第一个公私合办医院。以后各州县都各设有医院，叫做"安济坊"。

　　这时医院里的设置更为完备，由官方派人领导，员工方面有乳母、女使，衣被器用一律由医院供给，政府要求院里医生要收十全的效果，可见当时院里的医生都是有相当高的本领的。

知识链接

宋朝医院的"处方手册"

　　宋朝医院不仅规模空前庞大，数量很多，设备完善，并且还开设了门诊部，初叫卖药所，后来改名和剂局，有医有药，便利一般群众治病，甚至外州县的病人也可以通函治疗。现在流传着一部方书，名叫"和剂局方"，也就是这类门诊部出版的"处方手册"。这类门诊部形式的治疗机构，群众感到非常方便，在元朝、明朝更得到了进一步发展，尤其是明朝几乎各县都设立有一所，全部叫惠民药局，都是官办的。

牛痘接种的先声： 人痘术

在英国人琴纳没有发明牛痘接种以前，中国人就早已发明人痘接种法了。

传说在宋仁宗（1023—1063年）时候，王旦丞相的小孩子都患了天花。后来又生了一个小孩子，非常聪明，王丞相甚是喜爱，但也担忧这个孩子会出天花。适逢有个四川人去见他，告诉他峨眉山上有神医种痘，种了痘便不会患天花。王丞相听了非常高兴，派专人到峨眉山把这位神医请去，果然种痘后7天这娃娃发烧了，痘子出得很好，12天痘子便结疤了。王丞相非常感谢这位神医，酬谢他很多礼物。

清朝初年，有位医生叫胡美中，就学习了峨眉神医那套种痘方法，一直到清朝雍正初年还有人见到这胡美中医生在南京行医种痘。

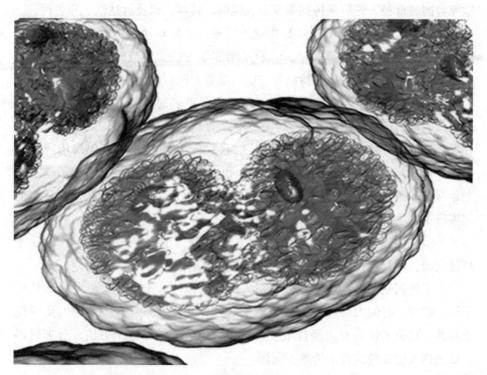

牛痘病毒

人痘的接种方法最初分四种：（1）痘浆法：是用棉花蘸染痘疮的浆，塞进鼻孔；（2）旱苗法：是把痘痂研细，用银质的小管吹入鼻孔；（3）痘衣法：就是把害痘疮小孩的内衣，交给另一小孩穿，这个小儿便会发生痘疮；（4）水苗法：把痘痂调湿，再蘸棉花，塞进鼻孔。

后来经过不断的改进，由"时苗"改为"熟苗"，这便安全得多了。所谓时苗，就是天花出得很好，没有杂症的痘痂，这种痘痂还是不太安全的。熟苗是采用出得好的痘痂，连种七次以上，如都出得很好，再选择其中最好的痘痂来普遍接种。这种痘苗，由于接种的次数多，毒性小，接种后出的痘疮就轻松。

牛痘发明人琴纳用牛痘接种在人身上，除了苗原和接种的方法不同外，它的原理与熟苗是完全相同的。这是中国在免疫学历史上最值得骄傲的事。

由于人痘接种法的不断改进，不仅受到全国人民的欢迎，同时也引起了欧亚各国的重视。先后流传到俄罗斯、朝鲜、日本，以及远达欧、非各国。

从康熙二十六年（1687年）中俄两国签订了尼布楚条约以后，帝俄政府就派学生来北京学习汉满文字，八旗子弟亦学习俄文。当时天花流行，俄国又派学生来中国专学种痘、检痘等方法，准备归国后做防治天花的工作。

俄国人学好后，不仅带回国去，还积累了更多的经验，在道光（1821—1850）时候，还有胜过中国种痘名医的俄罗斯医生来中国行医。

日本的人痘接种法是在乾隆九年（1744年），由杭州人李仁山传到长崎去的。日本人首先向李氏学习的是折隆元、掘江元道两位医家。到了乾隆十七年（1752年），《医宗金鉴》这部书传到了日本，中国的种痘法便在日本全国盛行了。

种痘法传到朝鲜略较日本迟些，大概在乾隆二十八年（1763年）以后才传过去的，而且也是通过《医宗金鉴》这部书的流传而传去的。

至于传到欧洲去，是经过俄罗斯人的转手，传入土耳其，再由土耳其传至整个欧洲，时间大约在康熙五十六年（1717年）。那时有位英国大使驻在土耳其，这位大使的夫人经过俄罗斯医生种痘后，学得这个方法，后来回国后便把这人痘接种的方法传遍了欧洲。

当然他们这时的接种方法已经不是用鼻苗了，而是先把接种人的虎口刺破，再涂上痘浆，包扎严密，也有时种在臂膊上。在中国的种痘书上，也有刺破儿臂，去掉污血的方法。因此，中国种痘法传到外国去，对琴纳发明牛痘的启发是很大的。

尸体解剖医学的推动者

王清任是位富有革命性的医学家，他是河北省玉田县人，清朝乾隆三十三年（1768 年）生，道光十一年（1831 年）死在北京。在北京行医几十年，他把毕生都献给了医学的革新事业。

王清任开始学医便提出，做医生不懂得人体脏腑的构造，就好比瞎子在夜里走路。

在嘉庆二年（1797 年），王清任刚满 30 岁，在河北省滦州稻地镇行医。那里正流行麻疹，十个孩子里往往死掉八九个，有些穷苦人家小孩死了还埋不起，只能用点草席把小孩尸体裹着就掩埋了，但又埋得不深，有的竟露出地面来。他便趁着这个机会，趁每天清早没有病人的时候，便走到义冢上去观察露在地面上的小尸体。许多小尸体都被野狗咬坏了，有的剩下肠胃，有的剩下肝脏或心脏，大半都残破不全。他一连看了十天，看了 30 多个全尸，发现有的医书上所画的脏腑图形与尸体的实际情况是不符合的。

嘉庆四年（1799 年），他又在奉天府行医，适逢着辽阳州有个 26 岁的妇人患神经病，打死了丈夫和公公，官府判了这个妇人的剐刑。王清任跑到西门外刑场去看，当刽子手把妇人的心脏肝脏提到人前走过时，他仔细观察，和他在赞州义冢上所看到的是一样的。

嘉庆 25 年（1820 年）王清任开始在北京行医，还开设一家药铺，招牌叫知一堂。有一次一个儿子打死了母亲，在崇文门外处死刑。他因为以前看尸体时没有把横膈膜的位置弄清楚，这回想专门来观察横膈膜，可是这具尸体的横隔膜还是被弄坏了，他感到非常晦气。

道光 9 年（1829 年），安定门有户姓恒的请他看病。王清任在与主人闲谈时，谈到了横膈膜的问题。他说："我对横膈膜已经留心了 40 年，还没有得到仔细观察的机会。"适逢有位叫恒敬的官员在座，他说："我镇守喀什噶尔时，杀死的人很多，人体上的横膈膜亦有完整清楚的。"王清任听了非常高兴，便向他请教，恒敬就把他所见到的告诉了王清任。

王清任这样仔细地观察人体，并虚心地向人请教，连续花费了12年的工夫，才于公元1830年写成《医林改错》一书，还绘制了24幅脏腑图，把前人画错的和自己所改正的都并列起来，作为比较。他书里指出眼睛的视力与脑神经有关；胰管的发现等都是他对祖国医学的一大贡献。同时他还批判了古人肺脏有24孔行气的妄说。

王清任在医学科学上的这些成就，并不是一帆风顺就获得的。当时有些知识分子和官僚对他很不满意，认为他着重尸体解剖这一点是很不人道的举动，一些顽固、保守的医师更痛骂他是疯子。可是王清任很坚决、很勇敢，毫不因为那些人的反对而动摇钻研科学的信念。

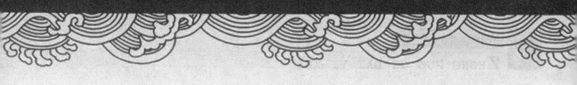

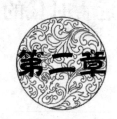

古代医学萌芽时期(远古—春秋)

中国是医药文化发祥最早的国家之一。在漫长的原始社会时期，先民们为了生活与健康，在与自然的抗争和疾病的斗争中，用自己的艰苦劳动和聪明才智，创造了光辉灿烂的远古文明，包括医药卫生的知识与经验。医疗活动的源头，在远古已经萌发。夏、商、西周、春秋时期的医学，由于鬼神观念逐渐淡漠，人们开始理性思考疾病现象，寻找疾病产生的原因，逐渐摆脱了巫的羁绊，我国古代医学开始走上独立发展的道路。

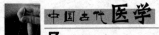

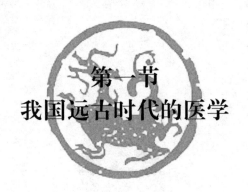

第一节
我国远古时代的医学

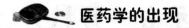 医药学的出现

在距今 170 万年前，我们的祖先就已经在伟大祖国的土地上劳动、生息。那时，生产力水平极其低下，人们或居住洞穴，或构木为巢，过着靠采集植物和猎取野兽充饥的"茹毛饮血"的生活。为了生存，人们还必须同自然界作顽强的斗争，于是便创造了简单的劳动工具。据考古发现，我国最早的原始人类——元谋猿人就已经学会制作简陋粗糙的石制工具。到了公元前 60 多万年，北京猿人已发现并学会了使用火。火给人类同自然界作斗争增添了有力的武器，引起了人类生活的极大变革。

到了 40 至 50 万年前，人类便采用各种砾石和破碎的石块，打成有棱角的石片作为武器和生产工具，他们群居在一起，以猎取来的小动物或采集来的野果为食品。

20 万年至 5 万年前的"古人"阶段，也就是渔猎生活时期，石器和骨器的制造更加精致。这时已有带孔的骨针和用石珠、兽牙、鱼骨等制作的装饰品。如 1958 年在广东韶关马坝乡发现的"马坝人"（约 20 万年前），1956 年在湖北长阳县赵家堰发现的"长阳人"及 1954 年在山西襄汾县丁村发现的"丁村人"（均晚于马坝人），他们所制作的工具较之"北京猿人"又有了很大的进步。

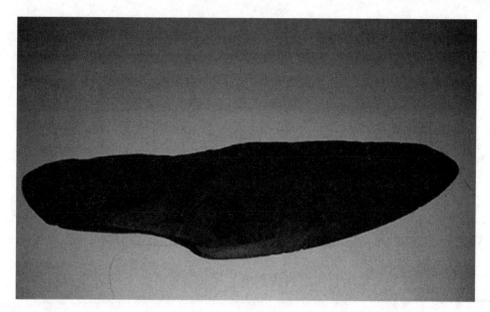

石刀

　　人类在采集植物、制作工具、同自然界作斗争及使用火的过程中，逐渐积累了一些医药卫生知识，原始卫生的保健知识开始萌芽。

　　经历了漫长的原始群生活，到了4万多年前，人们才逐渐进入了原始氏族公社时期，也就是"新人"阶段。这一时期，生产力和生产工具有了显著的提高和改进，开始了按性别和年龄区分的社会分工，并发明了农业。人们从最初使用打制石器，进而发展到使用磨制石器、骨角制器和弓箭，从采集、捕猎，发展到种植谷物菜蔬，驯养家禽家畜。为了改善恶劣环境，抵御严寒酷暑，人们从构木为巢进而穴居野处，之后又发展到建造房屋的定居生活，先是土窑、地窑，渐次发展到土屋、石屋和木屋。如西安半坡村至今还保存有六七千年前的圆形和长方形的房基遗址。在杭州湾宁（波）绍（兴）平原的河姆渡遗址，发现了7000多年前的干栏式的木构建筑遗迹。这时，人们已从赤身裸体、披挂树叶兽皮，发展到纺麻织布、缝制衣服。而制陶技术的革新发展，以及婚姻制度的改变（从群婚制过渡到对偶婚制），这一切都大大促进了人类的健康和繁衍，延长了人类的寿命，提高了人类的卫生保健水平，也使人类积累了更加丰富的医药卫生知识。

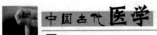

实践出真知的早期药物知识

有关药物起源的传说颇多，例如：

"伏羲氏……乃尝味百药而制九针，以拯夭枉焉。"（《帝王世纪》）

"神农尝百草，始有医药。"（《史记纲鉴》）

"神农十七尝百草之滋味，水泉之甘苦，令民知所避就。当此之时，一日而遇七十毒。"（《淮南子·修务训》）

"氏有疾病，未知药石，炎帝始味草木之滋，尝一日而遇七十毒……"（《通鉴外记》）

"神农氏以赭鞭鞭草木，始尝百草，始有医药。"（《史记补三皇本纪》）

"帝使歧伯，尝味草木，典主医药，经方、本草、素问之书咸出焉。"（《帝王世纪》）

……

在这些传说中，较多的是关于伏羲氏和神农氏。后世认为，伏羲氏可称为早期畜牧业时期的代表，神农氏可视为原始农业时期的代表，这就表明了药物的起源与原始社会畜牧业、农业的发展有着密切的关系。尤其应注意的是，不少传说中都有"尝百草""尝味草木""尝味百药"的记述，生动地反映了人们认识药物的实践过程。

如前所述，原始社会初期，生产力极其低下，人们不知"树艺五谷"，只是共同采集，成群出猎，共同消费得来的食物，过着一种"饥即求食，饱即弃余"（《白虎通·号》）的生活。在他们采集野果、种籽和挖取植物根茎的过程中，由于饥不择食，自然会误食某些有毒的植物，因而发生呕吐、腹泻，甚至昏迷、死亡等情况。如误食了大黄会引起腹泻，吃了瓜蒂、藜芦会导致呕吐。当然，有时也会因偶然吃了某些植物，使原有的呕吐或腹泻减轻甚至消除。人们正是经过无数次这样的尝试和长期的经验积累，才逐渐认识了哪些植物对人体有害，哪些植物对人体有益，并进而有意识地加以利用。这样便积累了一些植物药知识。

到了氏族公社后期，生产工具的制作技术不断改进。这时不仅有了石刀、石锄、石杵、石耨等石制工具，还发明和使用了弓箭。因此狩猎、捕鱼和原始农业都有了较显著的发展。渔猎经济的兴起，为原始人提供了较多的肉类食物，经过实践，人们又渐渐认识了某些动物药。如以动物的脂肪、血液和骨髓来治病，稍后又发现各种动物内脏的治疗作用。《山海经》关于"何罗之鱼……食之已痈"和"有鸟焉……名曰青耕，可以御疫"的记载，是对我国古代先民从食用动物中，发现动物药的佐证。原始农业的发展，使人们在栽培农作物的过程中，有条件对更多的植物作长期细致的观察和进一步的尝试，从而认识了更多的植物药。后来随着金属冶炼时代的到来，矿物药也相继出现。人们正是在长期实践过程中，不断地认识了某些植物、动物和矿物的治疗作用，这就是药物知识的起源。

早期的针灸

针灸是祖国医学的重要组成部分。它的起源是和我国劳动人民长期的劳动生活、生产实践分不开的。60 万年前的北京猿人在旧石器时代，已知道应用砾石和石类作为生产工具，作为同自然界作斗争的有力武器。

原始社会里还没有铜和铁器，石器的样式也很少，只是极为原始的石片和木棒。这些工具是随着人类生活的需要和工具的制作使用逐渐产生的，到了氏族公社以后，人们已经掌握了两头打制、控制和磨制的技术，制出了种类较多，比以前精细适用的石器，并发现在日常生活中某些工具可以作为治病之用，积累了一些适用工具治病的经验。最早的医疗工具有砭石。在公元前 6 世纪至公元 1 世纪的古书，如《山海经》、《左传》、《韩非子》、《内经》、《史记》等许多古书里都记载古代曾用石器治疗疾病。后来考古出土文物中所见的实物证明，古代医用的石器，包括热敷、按摩、叩击体表、割刺脓疡、放血等不同的石器工具。其中刺入人体组织的石器叫砭石，它是一种锐利的石块。《山海经》里记载："高氏之山，其下多箴石。"又说："高氏之山，有石如玉，可以为箴。"郭璞注："砭针，治痈肿者。"《说文解字》说："砭，以石刺病也。"全元起注："砭石者，用石外治之法，有三名：一针石，二砭石，三镵石，其实一也。"古时未能铸铁，故用石为针。可见针和砭石不仅是

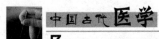

原始的外科工具，也是我国针术的萌芽。

以上这些记载，说明砭石治病是起源于石器时代，我们祖先经历了原始社会各个阶段，创造了原始农业、手工业和原始文化艺术，针术就是起源于这个时期。

灸治的起源，是原始人类在烘火取暖的基础上，发现用兽皮、树皮包住烧热的石块或砂土作局部热敷可以缓解疼痛，解除某些病痛。如因寒冷而引起的腹痛，或寒冷所致的关节痛等等，这便是原始的熨法。经过不断实践，逐渐治疗更多疾病。后来用树枝或干草做燃料，使局部受到温热刺激，亦能消除或缓解许多病痛，这样就逐渐形成了灸法。《索问·异法方宜论》里说："藏寒生满病，其治宜灸蛳。"从这段记载来看，说明灸法的发现同寒冷环境的生活有着密切的关系。到了春秋战国至秦汉时代，医生们多以灸法、熨法作为治病的重要手段。时至今日，灸法对于某些病的治疗功效还是相当高的，在临床应用上也很普遍。

 远古时代的医学人物

新石器时代，人们从渔猎生活进入到畜牧业和最原始的农业生活。随着农业的发展，游牧生活逐渐转向定居生活。在畜牧业和农业生产劳动中，男子劳动与女子劳动的比重发生了变化，男子的经济地位不断提高，于是母系氏族社会便逐渐为父系氏族社会所替代。

1. 伏羲画八卦、制九针

传说伏羲画八卦是一种记事方法，它比结绳前进了一步。从那时起，人们便开始用针治病。

孔安国《尚书序》载有："古者伏羲氏之王天下也，始画八卦。"另《帝王世纪》："伏羲画八卦，所以六气、六府、五藏、五行、阴阳、四时、水火、升降，得以有象，百病之理，得以类推，乃尝味百药而制九针，以拯天枉。"此外，《路史》也有关于"伏羲尝草制砭"的记载。

2. 神农尝百草

神农氏是传说中的农业和医药的发明者。远古时代，人民过着采集渔猎的生活。神农氏乃教民"断木为耜，揉木为耒"，从事农作；并开始了"日中为市"的货物交换。《白虎通义》载："古之人民皆食禽兽肉；至于神农，人民众多，禽兽不足，于是神农因天之时，分地之利，制耒耜，教民农作，神而化之，使民立之，故谓之神农。"

当时，人类维持生活的主要来源是植物类和肉类食物。神农氏时代，由于人多兽少，人们的主要食物来源还是靠采集天然植物。在此过程中，他们曾发生过不少的中毒事件，但从中也积累了不少药物知识，并开始了治疗某些疾病的尝试。为了解除更多的疾苦，神农氏乃"尝百草之滋味"，从中发现药物，教人治病。《世本》有"神农和药济人"，《史记》和《纲鉴》也有"神农氏尝百草，始有医药"的记载。

另有传说，神农氏即炎帝。在宋代刘恕《通鉴外纪》里有："古者民有疾病，未知药石，炎帝始味草木之滋。……尝一日而遇七十毒，神而化之，遂作方书，以疗民疾，而医道立矣。"

3. 黄帝教民治百病

河南渑池县仰韶村曾发现新石器时代晚期的遗址，距今约 4000～5000 年前。遗物有石器、骨器、陶器等。石器有刀、斧、忤、镯、镰及石制纺轮，骨器有缝纫用的针，陶器有钵、鼎等制品。其中陶器多系粗制，有一种彩陶，表面红色，表里磨光而有彩绘。这就是考古学家所说的"仰韶文化"（彩陶文化）期，也就是传说中的神农氏时代之后，黄帝、尧、舜相继而起的黄帝族时代。

相传黄帝系姬姓，号轩辕氏、有熊氏。为少典之子。初为部落首领，后来因先后战胜九黎族、炎帝族和蚩尤族而被拥戴为部落联盟领袖。黄帝族便也从西北地区，迁居到中原地区。

传说黄帝时代有很多发明创造。他用玉（坚石）作兵器，造舟车以利交通，筑土构木以为宫室，嫘祖（黄帝妻）养蚕，仓颉创文字，大挠作干支，伶伦制乐器，伯余制衣裳，而黄帝、岐伯则为医家之祖。现存我国最早的医学典籍《内经》一书，就是托名黄帝与岐伯、雷公等讨论医学的著作，故又称《黄帝内经》。

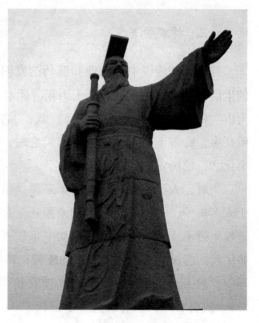

黄帝雕像

《中国古代史》："神农所创之医，为医之经验；黄帝所创之医，为医之原理，进化之极应如是也。"

黄帝时代，人们就讲究卫生。火的发现和陶器的发明，使这一时期的饮食卫生状况有了显著的改善。

黄帝时代的名医，传说有僦贷季（岐伯之师，善方脉）、岐伯（黄帝之相，尝草药，治百病）、雷公、桐君、鬼臾区（黄帝之徒）、俞拊（精外科，能剖洗胃肠）、马师皇（著名兽医）等。

当然，有关伏羲画八卦、制九针，神农尝百草，黄帝教民治百病等记载，仅仅是传说而已。他们只不过是原始社会一定历史时期的代表人物，他们的活动反映了早期人类医药保健活动的一些史实。

 4. 岐伯作《内经》

岐伯，传说是上古时代医家，后人又称岐天师，是黄帝的臣子，又称是黄帝的太医，黄帝称岐伯为天师。相传黄帝咨于岐伯而作《内经》。此书托名黄帝与岐伯讨论医学，以问答形式写成。证明岐伯是古代医学的重要人物，后世称中医学为"岐黄之术"就出于此。

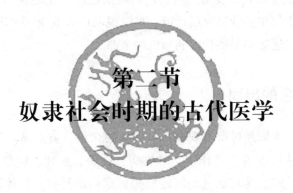

第二节
奴隶社会时期的古代医学

甲骨文关于疾病的记载

甲骨文是我国目前发现的最早的一种古文字。"甲"指龟甲，"骨"是牛的肩胛骨。商代奴隶主阶级一切崇尚鬼神，遇事都要在磨光的龟甲和牛骨上钻凿凹缺，用火烧灼，以观其裂纹，占卜吉凶。事后还将占卜的事由，即"卜辞"，刻在甲骨上，形成甲骨文。

殷墟出土的甲骨，约多达16万余片。据不完全统计，其中记载病的323片，415辞，包括20余种疾病的名称，如疾首（头病）、疾目（眼病）、疾耳（耳病）、疾自（鼻病）、疾齿（牙病）、疾腹（腹病）、疾止（足病）、疾子（小儿病）、疾育（产科病）等，大部分是按人体不同部位来区分的。有些疾病还能根据它的主要特征，给予专门的病名，如疟、疥、蛊、龋等。甲骨文关于"龋齿"的记录是我国医学史上很有意义的发现，它比《史记·扁鹊仓公列传》述及的龋齿病早1 000多年，较之埃及、印度、希腊等文明古国的类似记载，也早700—1 000年。

甲骨文中也有一些疾病是根据生理功能失常而命名的。如"疾言"，即说话困难或语言嘶哑。甲骨文中有不少关于"疾言"的卜辞，商王武丁就曾患过此病。另外，甲骨文还有对疾病症状的描述，如耳鸣、下痢、失眠等。值得注意的是关于"疾年"的记载。"疾年"指多疾之年，这可能是对流行病的最早记录。

甲骨文的上述记载，表明当时人们对疾病已有一定的认识。但由于能占卜问病的只限于奴隶主及其家属近臣，难以说明广大奴隶和平民的疾病情况，因此以上认识，还远不是商代疾病知识的全部。

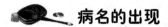

病名的出现

西周时代，人们经过反复观察，对疾病的认识日益提高。如在《诗经》、《尚书》、《周易》等古典著作中，对热病、昏迷、浮肿、顺产、逆产、不孕等已有初步的了解。尤其是《山海经》根据疾病的特点，具体记述了一些病名。从该书记载的38种疾病来看，可以称为固定病名的，已有瘕疾、瘿、痔、痈、疽、疥、痹、风、疟、狂和疫疾等23种，直接记载症状的有腑（腑肿）、睞（大腹）、腹痛、嗌痛、呕、聋等12种；另有3种肿病、腹病及心腹之疾，是比较笼统的病名。这和甲骨文中主要依据身体部位来区分的所谓疾首、疾目等情况相比，具有显著的进步。

自然环境与人体发病关系的认识

随着农业和天文、历法的发展，西周时期，人们已观察到天象、节气、气候变化对农作物的影响。同时，对人体与自然环境的关系也有了进一步的了解。初步认识到季节、气候的变化及某些地区特殊的自然条件与人体健康、

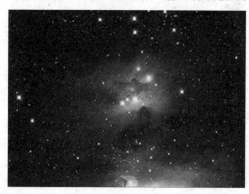

天象奇观

疾病的关系。如《周礼》载："春时有痟首疾，夏时有痒疥疾，秋时有疟寒疾，冬时有嗽、上气疾。"《礼记》载，"孟春行秋令，则民大疫"，"季春行夏令，则民多疾疫"。前者指的是四季多发病；后者是说明由于四时气候的异常变化所引起的疾病流行，并指出流行病是具有传染性的。

药物知识的积累

药物知识是人们在生产斗争与医疗实践中逐渐充实发展起来的。

周代药物品种不断增加，用药经验日益丰富，在现存的先秦文献中，可以见到不少关于药物的资料。《周礼·天官》记载："以五味、五谷、五药养其病，以五气、五声、五色视其死生。"又载："凡疗疡，以五毒攻之，以五气养之，以五药疗之，以五味节之。"据汉代郑玄注："五药，草木虫石谷也。"所谓"五药"并非指五种具体药物，可能是当时对药物的初步分类归纳。

《诗经》是西周时作品，载有部分商代史料，是我国现存文献中最早记载药物的书籍。该书收录了许多动植物，其中有不少是药物，仅植物药就达50余种。如芣苢（车前）、葵（泽泻）、葛（葛根）、薇（白薇）、蒌（蒿）、苓（甘草）、芩（黄芩）、蝱（贝母）等。对某些药物的采集、产地及食用季节等，该书也有简略叙述。如"七月蟋蟀"、"八月断壶"，指明了采集季节；"中谷有蓷"（蓷即益母草），是说明药物的产地；而"食其（芣苢），实，宜子孙"。对这些植物，《诗经》虽未明确指出可用以治病，但其中却有百余种为后世本草著作所收录。

《山海经》所收的药物更多，这是记载先秦时期我国各地名山、大川及物产的一部著作，它和《诗经》一样，并非药物专书，但却明确记载了药物的产地、效用和性能，反映出人们对药物的认识又深入了一步。它可算是较早记载药物功用的书籍，对后世药物学的发展有着一定的影响。

对于该书所收录药物，一般认为有动物药67种，植物药52种，矿物药3种，水类药有1种。另有3种不详其类属，计126种。从其功用来看，可分为：

补药——櫰木、枥木、独狌（同猩猩）等，使人身体强壮，增强记忆，延年益寿。

种子药——鹓鶵、鹿蜀等，使人多生育。

避孕药——蓇蓉、黄棘等，使人不能生育。

预防药——青耕、珠鳖鱼、三足龟等，食之可御疫。

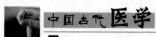
毒药——礜石、无条皆能毒鼠，鮨之鱼、师鱼食之杀人，莽草、芒草等均能毒鱼。

解毒药——焉酸，可以治毒；耳鼠可御百毒。

杀虫药——肥遗可以杀虫。

醒神药——鹧鸪，食之无卧，鯩（鉈）鱼食之不睡。

治牲畜药——杜衡、芑、流赭等，可以增强马力，治牛马病。

其中有关补药和预防药的记载，对探讨我国古代预防医学的逐步形成意义重大。

《山海经》里所收药物，可治疾病数十种，包括内、外、妇、眼、皮肤等科疾患。大都一药治一病，但亦有一药治二病的。如虎蛟治肿也治痔，肥遗治疠又杀虫等，共 14 种。这在药物的研究和使用上，显然是个进步。其使用方法可分内服与外用两大类，内服中有"服"有"食"，"服"即汤服，"食"为食用；外用包括佩带、沐浴、坐卧和涂抹等方法。

商代，人们逐步了解到某些药物的性能及其副作用。《尚书·说命》中有"若药弗瞑眩，厥疾弗瘳"的记载，说明已认识如用药不到使人昏闷的程度，不可能收到治疗疾病的效果。另从《礼记》关于："孟夏月也……聚蓄百药"的记载，说明人们已知利用夏令时节采集储藏多种药物。这些都反映出当时的药物知识已经相当丰富。

 酒与汤剂的应用

在药物学形成之前，酒、汤剂的发明与使用在早期医药卫生中起着重要作用。

1. 酒为百药之长

早在原始社会末期，人们就从果实发酵的过程中发现了酒，酒的发现与人工酿制在医学史上有着重大意义。酒在早期多用于祭祀祖先和医治病痛。"酒"字最早见于甲骨文（），表明液体贮存于容器中。一说以缶储粮，下雨后缶中积水，粮食经发酵后变成酒。对于发明人工酿酒的时间，历史上说法不一。《战国策》之"帝女令仪狄造酒，进之于禹"始于夏，《淮南子》之"清盎之美，始于耒耜"起于商。在仰韶文化中出土了各式用于盛水盛酒的陶器，龙山文化中则发现专用的酒器。1973 年，河北藁城台西村发现一座比较完整的酿酒遗址，其中有大量用于盛酒的各式陶质容器。因此，一般认为人工酿酒始于夏代。

 知识链接

有关酒入药的记载

甲骨文有"鬯其酒"的记载。东汉班固《白虎通义》释为："鬯者，以百草之香，郁金合而酿之，成为鬯。"东汉许慎《说文解字》曰："以秬酿郁草，芬芳攸服以降神也。"说明"鬯其酒"既是一种用郁草酿成的芳香药酒，也是一种祭祀用酒，与医疗的关系十分密切。《说文解字》称："治病工也……从酉"，这些说明医与酒的密切关系。《素问》认为，酒在古时"邪气时至，服之万全"，《汉书》中更有酒为"百药之长"的说法。

酒能"通血脉"、"行药势"，适量饮用有兴奋或强壮作用，大量饮服则可产生麻醉作用。因此，酒应用于医疗实践是医学史上的重要成就。随着酒的用途逐渐扩大，人们发现它还可作为溶剂，将药物用酒浸泡后制成药酒，不仅能增强药效，而且方便服用。药酒在历史上久用不衰，至今依然是一种中药常用剂型。实践中，人们又发现并学会利用酒的消毒和防腐性能。考古发掘证实，秦代以前人们就用酒来处理尸体。显然，《周礼》有关"浴尸"的记载是正确的。商周时期，酒的产量较高、用途较广，在社会发展中已占有重要地位。《周礼》有"酒正"官职，主"掌酒之政令"，负责酒的制作与管理，从一个侧面反映当时社会对酒的重视。

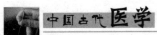

  2. 伊尹与汤液

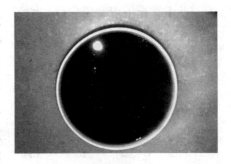

关于汤液创制的传说，历史记载大多与伊尹有关。如《史记·殷本记》"伊尹以滋味说汤"，晋皇甫谧《甲乙经》"伊尹以亚圣之才撰用神农本草，以为汤液"等，后世很多著作赞同并沿用这一说法。传说伊尹原是商汤王娶妻时陪嫁的奴隶，初为汤王厨师，后被起用为宰相。伊尹既精烹饪也通医药，曾与汤王

神奇的汤药

以医病之理讨论国事，"用其新，弃其陈，腠理遂通，精气日新，邪气尽去，及其天年"，因而深受汤王赏识。伊尹所提"阳朴之姜，招摇之桂"，既是调味品也可用来治病，因此根据烹调饮食经验加工药物从而提高配制汤液的方法是很可能的。《汉书·艺文志》经方记载《汤液经法》32卷，相传为伊尹所撰。事实上汤液的创制发明，是无数先民通过长期的生活实践，从采药用药与烹调饮食中总结和积累的结果。

汤液是中医主要剂型之一。汤液的发明与使用，将生药转变为熟药，既可减低药物的毒副作用，又便于服用和发挥药效；使单味药向多味药转变成为可能。药物品种的增多可以提高疗效，同时多种药物配制成复方，标志着方剂的诞生，为临证用药经验的进一步研究和总结提供条件。因此，汤液创制是中医药发展的一个重要环节。

医事制度上的独立

在奴隶社会，社会分工进一步扩大，各行各业日益趋向专业化。据史籍记载，当时秦国已有医和、医缓等著名专职医生出现。医疗工作的专业化，使医学得以摆脱巫术迷信的羁绊，开始走上独立发展的道路。《周礼》把"巫祝"列入"春官大宗伯"职官中，而"医师"则属"天官冢宰"管辖。从此医、巫分业。

据《周礼·天官》记载，当时宫廷医生已有食医、疾医、疡医、兽医之分。

食医：管理饮食卫生，近似今日的营养医生。"掌和王之六食、六饮、六膳、百羞、百酱、八珍之齐。"饮食调剂得当，对增进身体健康有益，故有"食治则身治"的说法，在某种意义上亦寓有上工医未病思想。

疾医：相当于内科医生。"掌养万民之疾病……以五味、五谷、五药养其病，以五气、五声、五色视其死生，两之以九窍之变，参之以九藏之动，凡民之有疾病者，分而治之。死终，则各书其所以，而入于医师。"

疡医：专管医治肿疡、溃疡、金创、骨折等病，相当于今日之外科和伤科医生。"掌肿疡、溃疡、金疡、折疡之祝（同"注"，外敷药）、药、劀（同"刮"，刮去脓血）、杀（用药腐蚀坏肉）之齐。"

兽医：治理牲畜疾病的医生。"掌疗兽病，疗兽疡。"

按《周礼·天官》的记载，当时还建立了一整套医政组织和医疗考核制度。"医师掌医之政令，聚毒药以供医事。凡邦之有疾病者，有疕疡者造焉，则使医分而治之。岁终，则稽其医事以制其食：十全为上，十失一次之，十失二次之，十失三次之，十失四为下。"这里所说的医师，乃众医之长，掌管国家医药之政令，还要负责各地疫情，并采取措施加以预防和治疗。医师之下，设有士、府、史、徒等专业人员。他们各有所司，士负责治病，即上面所提及的食医（二人）、疾医（八人）、疡医（八人）、兽医（四人）；府（二人）掌药物、器具和会计事务；史（二人）掌管文书和医案；徒（二十人）供役使，并看护病人。年终由医师考查医生们医疗成绩的优劣，以制订他们的级别和俸禄。

这个时期，对病历记录及死因报告已开始重视。《周礼》记载："凡民之有疾病者，分而治之，死终则各书其所以而入于医师。"说明当时已能对病人分别处理，并建立了记录治疗经过的病历。对于死者，还要求作出死亡原因的报告。这些措施在医学史上都具有进步意义。

专职医生的出现与医事制度的建立，有利于医药经验的积累、整理、总结与交流，从而促进了人们对疾病的认识与医疗技术的提高。

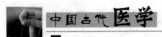
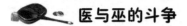 **医与巫的斗争**

　　医与巫的斗争，是我国奴隶社会唯物主义与唯心主义两种世界观的斗争在医药领域中的反映。商代奴隶主阶级崇尚鬼神，他们出于统治的需要，人为地制造宗教学说，有意识地发展迷信活动，以便把自己的统治说成是"天命"和"神意"的体现。因而出现了诸如"大祝""大卜"和"司巫"等神职官员，他们以神的代言人身分，参与国家政治，掌管祭祀祈祷，占卜吉凶和医治疾病等宗教迷信活动。甲骨文中关于"武丁疾身，御祭妣己及妣庚"，"武丁病齿，祭于父乙，以求赐愈"，"武丁病舌，祈予亡母庚"等卜辞，就是由巫师通过对患者祖先的祭祀来祈求治愈疾病。

　　在巫术迷信的支配下，疾病被看成是鬼神作祟，祖先示罚，因此巫师治病便采用祈祷、祭祀、诅咒等方法，以祈求祖先的保佑、鬼神的宽恕或将疾疫驱逐出体外，并由此逐步发展成"咒禁""祝由"等法术。《世本》等古籍中就记载有不少这类荒唐的法术，如"祝树树枯，祝鸟鸟坠"等。

　　然而，鬼神毕竟不是真实的病因，祭祀、祈祷当然不能真正治好病。巫之所以有时能治病，是因为他们在进行迷信活动的同时，也吸取了某些民间的药物知识及治疗经验。如《山海经·海内西经》所载："开明东，有巫彭、巫抵、巫阳、巫履、巫凡、巫相……皆操不死之药以距之。"巫成、巫彭等十巫，往来于灵山采访百药。可见，尽管巫师装神作鬼，在"索隐行怪"4个字上大作文章，但最终还得仰仗"不死之药"和"采访百药"（即民间的有效方药）来医治病患。此即人们通常所说的医、巫混杂时期。这时，迷信的外衣掩盖了医药的真实内容。人们服药获愈，反误以为法术灵验；医药的成果，倒成了巫师施展骗术的重要手段之一。其结果，必然大大阻碍医药的正常发展。

　　春秋时期，我国社会经历着由奴隶制向封建制过渡的巨大变革，由于阶级斗争、生产斗争和自然科学的发展，及因周"天子"的威望扫地而出现对"帝"及"天帝"的迷信的动摇，在意识形态领域，巫术影响便日渐衰落，否定天命、鬼神的朴素唯物主义思想——阴阳五行学说却日益兴起。西周末年史伯说过："以土与金、木、水、火杂，以成万物。"（《国语·郑语》）春秋时宋国子罕也说："天生五材，民并用之，废一不可。"（《左传》襄公二十七年）他们都认为这五种物质是人类生活中不可缺少的东西，也是构成万物的基本元素。这说明唯物论者试图按自然界的物质本性去解释自然现象。在对生命、疾病和死亡等问题上，他们的认识也和神权唯心论的巫术迥然不同。公元前541年郑国子产就认为，晋平公患病是起于饮食、哀乐、女色，与鬼神无关。齐大夫晏婴也说齐景公之病是"纵欲厌私"所致，祈祷是无用的。荀子、韩非子更明确指出，"养备而动时，则天不能病"，"用时日，事鬼神，信卜巫而好祭祀者，可亡也"。

上述看法和议论，虽然还不能确切地解答病因、病理上的一些问题，但有助于客观地总结医药知识。这一时期的医学家，正是运用了朴素唯物主义这一思想武器，在对巫术展开斗争的同时，不断总结医药经验，逐步建立起医药学理论。公元前6世纪，秦国名医医和摒弃鬼神病因论，首倡六气致病说，指出晦淫过度可使人发生内热蛊惑之疾。在诊断和治疗上，由于认识到疾病是自然界物质的原因引起的，因而也采取了与巫术迷信截然不同的措施。诊断疾病不再求助于占卜，而是通过客观的检查。如《周礼》记载："以五气、五声、五色、眂其死生。"就是说，医生通过病人五脏所出的气味，言语所发的声音，容貌所现的颜色，来判断病人的生死吉凶。这是中医诊断学的开端。在治疗上也不是采取祈祷、祭祀和禁咒，而是应用药物针灸及外科手术。如《周礼》所载外科治疗有"着药""刮去脓血""去其腐肉"的方法，或施以攻、养、疗、节等治疗手段。《左传》亦载有攻、达、药等疗法。

春秋时期是医学与巫术激烈斗争的时期。通过斗争，医学逐渐摆脱巫术的束缚，取得了一定的优势，并不断发展。为战国和秦汉时期医学理论体系的初步形成，奠定了思想基础。

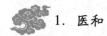 **主要医学人物**

1. 医和

春秋时，医和为当时秦国的名医，生活于公元前6世纪。据《左传·昭

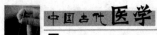
公元年》载，他在给晋侯治病时，曾指出：疾病并非鬼神所致，而是由于自然界气候的异常变化所引起。提出阴、阳、风、雨、晦、明的六气致病说，认为六气异常是引起各科疾病的主要原因，反映出我国古代朴素唯物主义病因学说已初步形成。

六气又叫做六淫，因六淫而生六疾。六淫就是外感，到了《素问》里变成风、寒、暑、湿、燥、火六气学说。

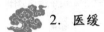

2．医缓

医缓，春秋时秦国名医。据《左传·成公十年》记载，晋侯有病，先召巫来医治，没有效果，后请医缓诊治。医缓在诊断晋侯疾病时，指出："疾不可为也，病在膏之上，肓之下，攻（灸）之不可，达（针）之不及，药不至焉。"所以，后世形容疾病垂危或不可救药的疾病，称为"病入膏肓"，大概就源出于此。

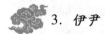

3．伊尹

伊尹，商代人，相传为汤王的厨师，后任商朝的宰相。商朝巫教盛行，一切巫术都操纵在巫教的阿衡手中。伊尹就是一个阿衡。他精于烹调，因烹调而经常接触食物，知道一些食物的疗病作用，这和原始人类在寻找食物中认识许多药品是一样的。《吕氏春秋》载汤土问伊尹取天年之道，伊尹回答说，用新的，去陈的，使肌肉通畅，精气日新，邪气尽去，便能达到它的天年。高诱注道：用新的药物，去陈的药物，以疗疾病，便能使肌肉和血脉都通利而不闭也。《甲乙经序》记载他精于本草药性，并创制汤液。后人不断总结，发展为汤剂，因而有汤液始自伊尹的传说。这样看来，伊尹能明辨药性，对汤液的配制和应用方面是有一定贡献的。

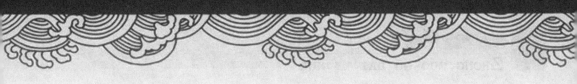

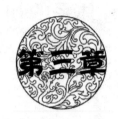

古代医学的初步形成（战国—魏晋）

　　战国至东汉，中医药学由经验积累阶段进入理论总结阶段，中医药学的发展出现了质的变化。著名医家有扁鹊、淳于意、郭玉、张仲景、华佗等。随着中外经济、文化的发展，中国与其他国家开始进行医药交流和往来。魏晋南北朝时期，是中医药学上承秦汉、下启隋唐的重要发展阶段，是秦汉时期中医药理论形成后转向临证医学发展的起始时期，各科经验进一步丰富，进入系统整理的时期。中外医药交流在魏晋南北朝也时期得到了发展，丝绸之路沟通了中国和中亚、西亚的经济文化联系和医药交流；中国与日本、朝鲜和东南亚各国，在医学人员往来、医药文献和药材交流方面渐趋频繁。

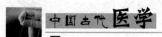
第一节
古代医疗体系的初步形成

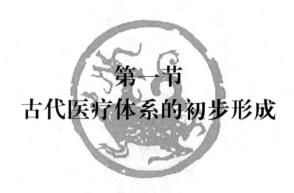

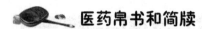

医药帛书和简牍

在东汉蔡伦发明造纸术之前，文字记载主要依靠帛、竹简或木牍。后来出土的秦汉医药帛书和简牍是战国至东汉时期中医药发展的有力见证。

1. 云梦秦简

1975 年 12 月，在湖北云梦秦墓中，发掘出大批记载秦代法律的竹简。云梦秦简共有 1 155 枚，内容丰富，涉及面广。主要是秦代的法律制度、行政文书，其中也涉及法医的内容。主要包括活体、现场和尸体勘查。活体检查方面，重点对损伤部位、程度进行鉴定，并规定判断损伤程度的法医标准。现场勘查方面，记有他杀、自缢、穴盗 3 个不同案例。尸检方面，主要鉴定他杀和缢死。秦律中还规定麻风患者必须强制性隔离，集中到"疠迁所"，这是迄今中国医学史上最早设立的麻风病隔离机构。云梦秦简为研究秦代政治、法律、经济、文化、医学提供了真实史料。

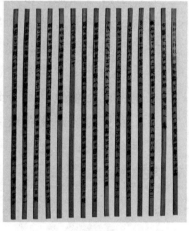

云梦秦简

2. 马王堆汉墓医书

马王堆汉墓医书是 1972 年到 1974 年初在湖南长沙马王堆 3 号西汉古墓出土的帛书和简牍，共计 14 种，约 3 万多字。据考证，这些医书是在汉文帝十二年（前 168 年）陪葬的，各书编撰年代不一，分别是春秋时期到秦汉之际的作品。

（1）医帛

①《足臂十一脉灸经》和《阴阳十一脉灸经》甲本、乙本。

两书扼要论述 11 条经脉的循行走向及所主治疾病，是我国现存最早有关经脉的文献。《灵枢·经脉》较详尽论述了 12 条经脉，将此篇与《足臂》《阴阳》相比较有 4 点不同：其一，两部"灸经"只记载人体 11 条经脉，比《灵枢·经脉》少手厥阴经；其二，两部"灸经"所论经脉的循行走向多以向心性为主，彼此互不衔接，无规律可言，而《内经》所载 12 经脉循行走向已有规律；其三，两部"灸经"所叙经脉与脏腑之间无必然联系，而《内经》所载 12 经脉与脏腑均有密切联系，且有规律可循；其四，两部"灸经"对经脉的命名尚不统一，而《内经》皆以手足三阴三阳命名。

②《五十二病方》。

该书现存 1 万余字，分为 52 题，每题都是治疗一类疾病的方法，少则 1 方，多则 20 余方。现存医方 283 首，用药 247 种，涉及病名 103 个，所治包括内、外、妇、儿、五官各科病证，尤以外科病证为多，如外伤、动物咬伤、痈疽、肿瘤、肛痔病等。对痔疮的手术，已有结扎术、摘除术、瘘管清除术等。对某些病证的描述，达到相当高的水平。如"伤痉，痉者，伤，风入伤，身信（伸）而不能诎（屈）"，"伤而颈（痉）者……其病甚弗能饮者，强启其口，为灌之"，清楚描述痉病（破伤风）的两个主要症状，角弓反张和牙关紧闭；冥病（麻风）主要症状是面部皮损、鼻缺、指断如虫啮穿；谈到疥病时，主张用雄黄、水银治疗，这些记述在中国医学史上是最早的。

③《导引图》。

该图是我国现存最早的医疗体育帛画。长约 53cm、宽约 110cm，用红、蓝、棕、黑等多种颜色，描绘 44 个不同性别、年龄的人物正在做各种姿势的导引动作。其运动大致可分为肢体运动、呼吸运动和持械运动 3 类。该图还记载用导引术防治某些病候的名称，如"引聋"，即以导引防治耳聋。《导引图》绘有模仿多种动物动作的导引术式，这些术式可以起到伸展肢体、宣导气血、增强体质、防治疾病的作用。这是古代仿生学在医疗体育中的具体运用，对后世影响甚大。《导引图》生动地反映出 2000 多年前中国古代医疗体育的真实情况，为源远流长的古代导引术提供了确凿的实物证据。

④《却谷食气》。

这是一篇有关气功的文献，介绍我国独有的养生术。却谷，即后世所说的"辟谷"，指不食谷物而以瓜果等其他植物或矿物代之。食气，为呼吸锻炼的方法，是古代气功的一种。原约有 500 字，可惜已残缺不全，现今可辨认 270 余字，主要记载导引行气方法和四时食气宜忌。篇中提出要根据月朔望晦和时辰早晚及不同年龄特征来行气，讲究呼吸吐纳，吐故纳新。

⑤《脉法》。

这是医家传授弟子脉法的文献。因缺损过甚，仅剩 300 余字，内容已无法完全知晓。仅见脉在人体中的生理、病理和作用，并认识到脉法是一门深奥的学问，"必须书而熟学之"。该书提出"取去余而益不足"的原则，与《黄帝内经》中"实则泻之，虚则补之"的原则一致。《脉法》提出的"圣人寒头而暖足"，对于养生保健有一定意义。

⑥《阴阳脉死候》。

这是有关诊断的最早文献，约 100 余字。见载 5 种死候的具体症状和特征，与《灵枢·经脉》关于"五死"的叙述相近，其著述年代应早于《黄帝内经》。

⑦《养生方》。

原篇约 6 000 余字，因残缺严重，现存 3 000 余字。残存内容有食疗、食养方和内治方、外治方。所述内容主要强调健身补益，体现古人重视养生健体、关注养颜美容和性保健。

⑧《杂疗方》。

原篇约 600 余字，残缺严重，根据现存文字分析，《杂疗方》主要论述男女性功能的补益，并涉及产后埋葬胎衣法、补中益气方药和蜮、蛇等伤的防治。

⑨《胎产书》。

这是迄今我国发现的最早妇产科文献。约 800 余字，残缺不全，残存内容以养胎、埋胎、转胞、求子及产后处理等为主，强调择时受孕、孕期保健、优生优育等观点。该篇所载胎教是医学史上的最早论述，后世如徐之才的逐月养胎法和巢元方的十月养胎法，似与其有一定的历史渊源，是研究西汉优生学的重要文献。

（2）医简

马王堆汉墓出土的医简共有 4 种，主要论述养生术和房中术。提出遵循天地四时阴阳变化规律、注意饮食起居和控制喜怒哀乐、坚持气功导引、调适和节制房事生活的养生原则，在性医学、优生学和养生学方面对后世有借鉴意义。其中，《杂禁方》为祝由方；《十问》假托黄帝、尧、舜、禹等与诸医家、术士的问答，讨论房事养生保健，因共有 10 组问答，故名《十问》；《合阴阳》记载房中养生理论和男女交媾房中术；《天下至道谈》最早提出房事养生观点。七损，指七种有害的两性交媾；八益，指将气功导引与房事活动相结合的八种有益两性交媾。《内经》记载"七损八益"语焉不详，根据《天下至道谈》可了解"七损八益"的原本含义。

 3. 张家山汉简

1983 年底至 1984 年初，在湖北江陵张家山 3 座西汉前期墓葬中，相继发现大批竹简。其内容包括法律、历史、历法、算数、医学等。医学方面有《脉书》和《引书》。这是继马王堆汉墓出土医书后，又一次重大的医学考古发现，可与马王堆简帛相得益彰。

《脉书》今存 2 028 字，65 简，分 5 部分。其中第 2、3、5 部分，内容大体与马王堆出土的《阴阳十一脉灸经》、《阴阳脉死候》、《脉法》类同。第 4 部分用四言韵体论述人体骨、筋、血、

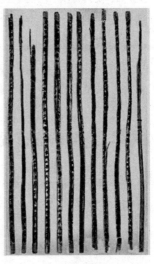

《脉书》竹简

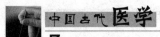

脉、肉、气等生理机能及其发病为"痛"的证候特征。而第 1 部分论述 67 种疾病的名称及简要症状，涉及内、外、妇、儿、五官科病证。

《引书》今存 3 235 字，113 简，与马王堆《导引图》相比，前者无图而以文字说明导引动作，后者有图而无文字说明。《引书》论述四季养生之道，记载导引术 110 种，其中描述术式 85 种，用于治病者 50 种。并讨论致病因素和防治方法，指出："治八经之引，炊（吹）、呴（呴）、摩（呼）、吸，吸天地之精气，实其阴，故能毋病。"

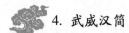
4. 武威汉简

1972 年 11 月，在甘肃武威县旱滩坡发掘一座东汉早期古墓，墓主人可能是一位年长医生。古墓中有 78 枚竹简，14 枚木牍。因简中有"治百病方"字样，故又称《治百病方》。武威汉简记载汉代皇帝向 70 岁以上老人赐予"王杖"（因王杖镶有木刻的斑鸠，所以又名"鸠杖"），赋予特权的尊老制度。出土的医药简牍 92 枚，内容涉及内、外、妇、五官临证各科以及药物和针灸等。比较完整的方剂有 30 多种，如治伤寒逐风方、治久咳逆上气汤方、治金创止痛方、治妇人膏药方、治目痛方等。药物有 100 多味，以植物药为主；并较详细地记载了药物的制作、剂型及用药方法等，如以白蜜冶合诸药制作蜜丸的方法，沿用至今。用药方法多种多样，如内服法中，有以酒、米汁、酢浆、豉汁等作为药引，以助药物发挥作用；外治法中，则有敷目、塞耳、指摩、涂之、灌鼻等。针灸记载三里、肺俞、泉水等穴位及用针法、禁忌等。武威汉简从一个侧面反映了汉代医药的真实情况。

阴阳五行说及其影响

秦始皇深信有长生不老之药，最初遣韩终（众）往求，以后又派徐市（福）带领童男童女 500 人前去渤海三神山寻求仙药。汉顺帝时（126—144年），张道陵创立道教，一改老子的《道德经》为荒谬无稽的学说。于是，用符咒治病逐魔及方士炼丹极为盛行，道家学说开始混入医学之中。

西汉建立之后，社会从纷乱而归于平静。人们为了保持平静的生活，便大力提倡阴阳五行。阴阳五行说能使繁复的宇宙万物的现象化为简单，所以成为当时社会的主导思想。

阴阳五行说虽成于战国，但至汉董仲舒立《春秋公羊学》后始兴而大昌。如果说战国是学术时代，那么汉初则是阴阳五行时代。它一变本体论为阿世取宠之道，所谓木德火德之王，灾异之说兴，董仲舒的《春秋繁露》及《淮南子》，实集其大成。它使谶纬和符谶的无稽之说充斥两汉，于是伪托之书，日献者众；黄老之道，在文景时代相当流行。

炼丹术的盛行

随着生产工具的改进、生产力的提高，人们的物质生活水平也逐渐提高，于是便产生了益寿延年的愿望。

秦汉以后的统治者都深信世上有长生不老药，服之可长生不老。秦始皇、汉武帝为求长生不老，曾命方士寻求药物。最初方士是想从饮食中求得长生药，就遍尝各种动植物，以后，又改服矿物药，但矿物药服后常常引起不良反应，于是就烧炼矿石，以求获得益寿延年的仙丹。公元前2世纪，人们已能从丹砂中炼制水银。东汉魏伯阳著《周易参同契》，其中有关于汞和锡炼制方法的记载，这是第一部介绍炼丹方法的书籍。方士炼丹在秦汉时期曾达到了极为盛行的地步。

中外医药的交流

汉建元三年（公元前138年），武帝刘彻为了开拓疆域，特命张骞出使月氏等地，在西域及波斯诸国逗留很久。东汉时，班超再度出使西域，广泛开辟了东西交通，形成了举世闻名的"丝绸之路"。张骞、班超等的出使西域，促进了各民族及中外医药文化的交流。

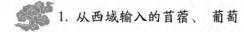

1. 从西域输入的苜蓿、葡萄

《汉书·西域传》："厨宾有苜蓿、大宛马，武帝时得其焉，汉使采苜蓿

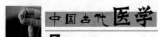
种归。"

《陆机与弟书》："张骞使外国十八年，得苜蓿归。"

李时珍："苜蓿原出大宛，汉使张骞带归中国。"

《史记》："大宛以葡萄为酒……张骞使西域,得其种而还,……。"

《齐民要术》："汉武帝使张骞，至大宛，取葡萄实于离宫别馆旁尽种之……。"

 2. 由波斯输入的胡桃、 胡蒜

《开宝本草》："张骞从西域带来。"

宋苏颂《图经本草》："此果本出羌胡。"

《本草纲目》："胡蒜是由汉代中亚细亚输入，最初记录中亚细亚及伊兰产。"

这时，东南亚各国的药材也陆续输入我国。《开元释教录》有"东汉之末，安世高医术有名，译经传入印度之医药"的记载。

边疆和少数民族地区的药材输入内地的有南海的龙眼、荔枝，西南的犀角、羚羊、麝香、琥珀等。医药的交流，使人们的药物学知识日趋丰富。

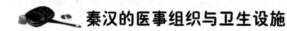 秦汉的医事组织与卫生设施

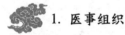 1. 医事组织

秦朝设有太医令、太医丞、侍医等。如杜佑《通典》："秦有太医令丞，主医药。"《史记·扁鹊列传》："秦太医令李醯。"《史记·刺客列传》："侍医夏无且。"

太医令丞是掌医的政令等；侍医是负责殿上的医药，相当于后来的御医。

汉有太医令丞、药丞、方丞、侍医、女医等。

西汉太医令丞有二：一属太常，一属少府。

《前汉书·百官志·公卿表》："奉常属官，有太医令丞。"又："少府属

官，有太医令丞。"

《后汉书·百官志》："太医令一人六百石，掌诸医，药丞、方丞各二人，药丞主药，方丞主方，右属少府。"

《前汉书·王嘉传》："侍医伍宏等侍内案脉。"又《贡禹传》："侍医临治……。"又《艺文志》："侍医李柱国校方技。"

颜师古注："侍医，天子之医也。"

《外戚传》："有女医淳于衍得入宫侍皇后疾。"

此外，尚有太医监、尚药监、医工长等。

《前汉书·外戚传》："上官杰妻父所充国，为太医监。"

《后汉书·盖勋传》："京兆高望为尚药监。"

《通典》："汉有医丞，有医工长。"

 2. 卫生设施

疾病预防：《淮南子·说山训》："良医者，常治无病之病，故无病；圣人者，常治无患之患，故无患也。"又《氾论训》："狂马不触木，猘狗不投于河。"

水源卫生：《后汉书·礼仪志》："夏至日浚井改水，冬至日钻燧改火，可去温病。"

下水道的建造：汉代有用砻石为沟。《三辅黄图说》："未央宫有石渠阁，萧何所造，其下砻石以道，若今御沟，因为阁名……"

沐浴的规定：汉以前 3 天一休沐，到了汉代，则改为 5 天一休沐。《汉律》："吏五日得以下沐，言休息以洗沐也。"

喷水防尘埃：古人认为，许多传染病多由尘埃中得来，且尘埃随风飞扬，行旅者为之裹足不前，应用水喷洒，则可使尘埃不扬，减少行旅之苦；并可防止由尘埃传染疾病的危险。灵帝中平三年（186 年），掖庭令毕岚除铸作"天禄蛤蟆"（人造喷泉）外，还利用"翻车"和"渴乌"的引水车作喷洒路面的机车。《后汉书·张让传》；"又作翻车、渴乌，施于桥西，用洒南北郊路，以省百姓洒道之费。"（据李贤注，翻车是："设机车以引水"。渴乌是："为曲筒以气引水上也"。据鱼豢魏略说，三国马钧所作的"翻车""其巧百

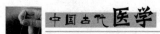
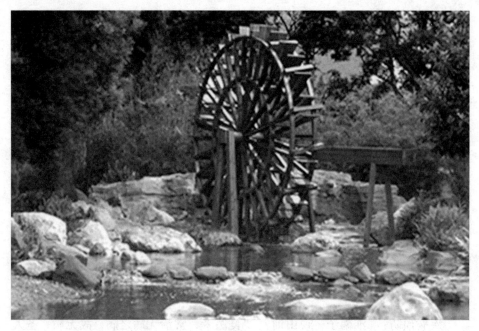

翻车

倍于常"，似比毕岚的制造为胜。

"翻车"近似现在的"引水车（戽水车），而"渴乌"则似现在的"抽水机"，两部分合起来作为"洒水车"。虽然车是固定不能移动的，但对于净化环境，改善卫生状况具有相当重要的意义。

排泄物的处置：汉代侍中设一官，据说是职掌帝王的排泄物。孔安国曾为武帝掌过唾壶（痰盂）。据应劭《汉官仪》说："武帝时孔安国为侍中，以其儒者，特听掌御唾壶，朝廷荣之。"

 ## 汉代对疾病的认识

1. 各种流行病

两汉经过历次大疫，人们对于各种流行病的特征，已有了初步的认识。如马援征武陵蛮（湖南常德）和曹操赤壁之战时，都曾有疟疾流行（当时叫做瘴气或瘴疫）。张仲景《伤寒论》就包括伤寒、温病、热病等多种流行病。《淮南子》有"越南多霍乱"的记载。

汉代传染病的流行情况：

根据文献记载，汉代传染病是十分流行的。

张华《博物志》："汉武帝时西域月氏贡返魂香三枚，大如燕卵，黑如桑椹。值长安大疫，西使请烧一枚辟之，宫中病者，闻之即起，香闻百里，数日不歇，疫死来三日，熏之皆活。"

《太平御览》载曹植《说疫气》："建安二十二年厉气流行，家家有僵尸之痛，室室有号泣之哀，或阖门而殪，或覆族而丧……"

《襄阳府志》："张仲景宗族二百余口，自建安以来，未及十稔，死者三分之二，而伤寒居其七。"王粲（仲宣）从长安逃往荆州，写了一首《七哀诗》，描述路上所见到的惨状，中有"出门无所见，白骨蔽平原"之句。可见当时疫病的死亡率是很高的。这些事实说明了疫病并不是什么天灾，它同杀死、饿死一样，都是统治阶级造成的人祸。

汉代对流行病的认识：

《说文》："疫，民皆疾也。"

《后汉书·马援列传》"援在交趾（越南）尝饵薏苡实，云能轻身资欲，以胜瘴气也。"同时援征交趾，将士多得虏疮（天花）。可见当时人们对疫疠和天花，已有所认识了。至于疟疾、痢疾和霍乱等，也是当时颇为流行的传染病。

《说文》："疟，热寒休作病，有痁热疟，痎二日一发疟也。"

《金匮要略·五藏风寒积聚条》："师曰：大肠有寒者，多鹜溏；有热者，便肠垢。"

《释名》："泄痢言少漏泄而利也。"

《伤寒论·太阳篇》："太阳病或已发热，或未发热，必恶寒、体痛、呕逆，脉阴阳俱紧者，名曰伤寒。"

又："发热而渴不恶寒者，名曰温病。"

又："太阳病发汗已，身灼热者，名曰风温。"

《伤寒论·辨霍乱条》："呕吐而利，名曰霍乱。"

《汉书》淮南王上书云："南越多霍乱之病。"南越系指广东、安南一带。

2. 呼吸器病

当时已有关于咳喘嗽、痰饮、留饮、悬饮、支饮、伏饮等的记载。

3. 消化器病

当时已有水逆、胃反、呕吐、结胸、洞泄、飧泄等的记载。

4. 新陈代谢病

当时已有消渴、消中、消瘅等的记载。消渴病，相当于现代医学的糖尿病。据说，当时著名的文学家司马相如就患了这种病。而当时人们对消渴病的严重性也很明了，如《淮南子》有"嫁女不嫁消渴病人"的说法。

5. 神经系统病

当时已被认识的有瘈疭、中风（眘风、痱）。公元前四十年的周堪和前八年的刘骜（成帝）都是患了这种病而死的，刘秀（光武帝）和曹操也都曾患过风眩的病。

6. 外科皮肤病

《金匮》有肺痈、肠痈的记载，华佗有肠痈的验案，淳于意有因疽而死的验案。如亚父因疽发背而死。此外，还有金创瘈疭（破伤风）、乳痈、疮疡，以及皮肤病疥、癣、息肉、疣、瘃、瘢、皴、浸淫疮等。

7. 五官、口腔病

当时已有青盲、龋齿等的记载。

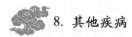

8. 其他疾病

当时已有风痹、藏躁、疝气（气疝、牡疝、阴狐疝、涌疝）、驼背、跛行等的记载。

《黄帝内经》

《内经》的出现，绝非偶然，而是先秦医学发展的必然结果。据《汉书·艺文志》记载，当时有医经 7 家，共计 216 卷，但绝大部分已经失传，而《内经》是仅存者。此外，尚有许多不见于文献记载的古代医书。这里特别值得提出来的是，长沙马王堆西汉古墓出土的简帛医书。1973 年底，长沙马王堆三号汉墓出土了大批简帛医书，其中帛书有《足臂十一脉灸经》、《阴阳十一脉灸经》甲本、《阴阳十一脉灸经》乙本、《脉法》、《阴阳脉死候》、《五十二病方》、《却谷食气》、《导引图》、《养生方》、《杂疗方》、《胎产书》等。因《阴阳十一脉灸经》有甲、乙两种本子，合并起来，实际上为 10 种。还有《十问》、《合阴阳方》、《杂禁方》、《天下至道谈》等竹木简医书 4 种。除《杂禁方》为木简外，其他 3 种均为竹简。以上简帛医书约 3 万多字，都是汉文帝十二年（公元前168 年）下葬的。据有关学者认为，各书的编撰年代并不一致，最早的可能编写于春秋时期，最晚的是战国末年至秦汉之际的作品，其中尤以《足臂十一脉灸经》和《阴阳十一脉灸经》最为古老，是现今已知最早记载经脉学说的中医文献。《内经》所述十二经脉，正是在帛书所述十一经脉的基础上发展起来的。由此可知，在《内经》

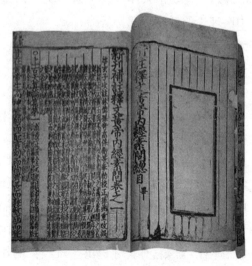

《素问》书影

成书以前，曾有过更为古老的医药文献。这一点，我们还可以从《内经》本身的记载中找到例证。有人统计，《内经》所引用的古代医书达21种。单是《素问·病能》提到的古医书就有《上经》、《下经》、《金匮》、《揆度》、《奇恒》等多种。这些已佚的古代医学文献，还可从《史记·扁鹊仓公列传》中找到某些印证。可以说，《内经》正是在上述各类更原始、更古老的医学文献的基础上，经过医家们不断加以搜集、整理、综合成书的。

《黄帝内经》，包括现存的《素问》和《灵枢》两部分。其成书时期一向有争议。有人认为成书于春秋战国时期，有说是秦、汉时期的作品，还有人断定成书于东汉甚或魏、晋、南北朝时期。我们认为，《黄帝内经》并非一时一人之手笔，大约是战国至秦汉时期，许多医家进行搜集、整理、综合而成，其中甚至包括东汉乃至隋唐时期某些医家的修订和补充。

《内经》的内容十分丰富，它全面地论述了人与自然的关系以及人的生理、病理、诊断、治疗及疾病预防等。《素问》所论包括脏腑、经络、病因、病机、病证、诊法、治疗原则以及针灸等。《灵枢》亦大体相同，除了论述脏腑功能、病因、病机之外，还着重介绍了经络腧穴、针具、刺法及治疗原则等。两书都运用了阴阳五行学说，阐明了因时、因地、因人制宜等辨证论治的原理，体现了人体与外界条件统一的整体观念。正是这些重要的论述，为中医理论的形成奠定了基础。

 ## 《黄帝八十一难经》

《黄帝八十一难经》，简称《难经》或《八十一难》，共3卷（亦有5卷本）。

《难经》的作者不详，原题秦越人撰。成书约在东汉以前。该书以设问、解答的方式编纂。《难经》书名最早见于东汉张仲景的《伤寒杂病论·自序》："撰用《素问》、《九卷》、《八十一难》"，但《伤寒杂病论》及《隋书·经籍志》都只提到书名而未言及作者姓名。直到唐代杨玄操《难经注》和《旧唐书·经籍志》，才提出《难经》的作者是秦越人。《难经》是继《内经》之后的又一部中医古典著作，成书年代大约在东汉。《难经》作者有待进一步考证，秦越人之说殆不可信。

《难经》以问答释难的形式编撰而成，主要阐释《内经》精义，讨论81个问题，故又称《八十一难》。全书所述以基础理论为主，还分析了一些病证，其中一至二十二难为脉学，二十三至二十九难为经络，三十至四十七难为脏腑，四十八至六十一难为疾病，六十二至六十八难为腧穴，六十九至八十一难为针法。

该书内容简要，辨析精微，尤其对脉学有详细而精辟的论述，首创"独取寸口"的诊脉方法。该书最早提出"奇经八脉"的名称，系统论述奇经八脉的循行路线、功能特点、病变证候以及与十二正经的关系等，弥补了《内经》经络学说的不足。该书提出"左肾右命门说"和"无形三焦说"，对中医基础理论和诊断学作出贡献。清代徐大椿《医学源流论》对《难经》的成就作出充分肯定："其中有自出机杼，发挥妙道，未尝见于《内经》而实能显《内经》之奥义，补《内经》之所未发，此盖别有师承，足与《内经》并垂千古。"

《神农本草经》

《神农本草经》，简称《本草经》、《本经》，是我国现存最早的药物学专著。约成书于秦汉时期。首载于南朝梁阮孝绪《七录》。《神农本草经》撰者不详，托名"神农"，成书年代，有战国说、秦汉说、东汉说。一般认为，该书并非出自一人一时之手，大约是秦汉以来许多医药学家不断搜集药物学资料，直至东汉时期才最后加工整理成书。原书在唐初失传，现今传本是后人从《太平御览》、《证类本草》等辑录而成。《神农本草经》辑复本的版本较多，其中以清顾观光辑本、日本森立之辑本以及清孙星衍、孙冯翼合辑本较为完善。

《神农本草经》3卷，也有4卷本（"序录"或"序例"单立1卷），内容十分丰富，展现了我国东汉以前药物学的经验与成就。

1. 创药物三品分类法

《神农本草经》收载药物 365 种，其中植物药 252 种、动物药 67 种、矿物药 46 种。将药物按性能功效的不同分为上、中、下三品，开创以分类法研究本草之先河。"上药一百二十种为君，主养命以应天，无毒，多服久服不伤人，欲轻身益气不老延年者，本上经。中药一百二十种为臣，主养性以应人，无毒有毒，斟酌其宜，欲遏病补虚羸者，本中经。下药一百二十五种为佐使，主治病以应地，多毒，不可久服，欲除寒热邪气破积聚愈疾者，本下经"（森立之辑《神农本草经·序录》）。虽然三品分类法有分类过于笼统、划分标准界限不清等缺陷和不足，如瓜蒂是催吐药，应列入下品，却列在上品；龙眼是补养药，应定为上品，却列于中品等。但是提出的上品药物"主养命"，使人强壮，延年益寿；下品药物"主治病"，多毒，不可久服；中品药物介于二者之间的药物分类方法，已成为我国药物学最早的分类方法，对启迪后人研究药物分类和指导临床应用颇有意义。

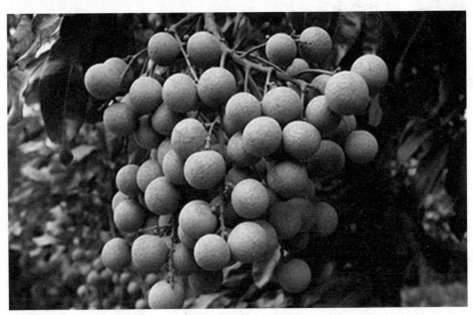

龙眼

2. 概述中药学基本理论

（1）论述方剂君臣佐使的组方原则

《神农本草经·序录》指出："药有君臣佐使，以相宣摄合和，宜用一君二臣三佐五使，又可一君三臣九佐使也。"说明方剂按君、臣、佐、使的配伍原则组合，可以更好地发挥治疗作用，克服其毒性和不良反应。虽然该书所提君臣佐使各药的味数未免有些机械，但作为组方总则，却一直为后世医家所遵循。

（2）提出药物七情和合理论

《神农本草经》指出：药物"有单行者，有相须者，有相使者，有相畏者，有相恶者，有相反者，有相杀者。"在这7类药物的配伍中，相须、相使是最常用的配伍方法，故提出"当用相须、相使者良"；相畏、相杀是应用毒、剧药物的配伍方法，故提出"若有毒宜制，可用相畏、相杀者"；相恶、相反是属于用药禁忌，故提出"勿用相恶、相反者"。该书对近200种药物的配伍宜忌作了说明，可以看到，药物之间的关系非常复杂，但只要配合得宜，便可奏效。

（3）完整提出四气五味的药性理论

《神农本草经》明确指出："药有酸、咸、甘、苦、辛五味，又有寒、热、温、凉四气，及有毒无毒。"要求医者要明了药物四气五味和有毒无毒的情况，成为历代研究药性、指导中药应用的基本原则。对于有毒药物的应用，告诫须特别谨慎："若用毒药疗病，先起如黍粟，病去即止。不去，倍之；不去，十之；取去为度。"强调必须从小剂量开始，逐渐增加剂量，奏效即止，以免造成药物中毒的严重后果。

（4）阐述药物采集、加工、炮制和制剂

《神农本草经》指出，药物"阴干暴干，采造时月，生熟，土地所出，真伪陈新，并各有法"，强调要选择适宜的采集时间，掌握药物的生熟程度，还要了解地理环境对药物的影响。收藏药物时，有的宜阴干，有的宜晒干。还要对药物真伪新陈及质量优劣进行鉴别。关于药物制剂，指出："药性有宜丸者，宜散者，宜水煮者，宜酒渍者，宜膏煎者，亦有一物兼宜者，亦有不可入汤酒者，并随药性，不得违越"，主张应根据药性和病情，采用不同的剂型。

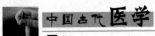
 3. 记载临床用药原则和服药方法

在临床用药实践中，该书强调："欲疗病，先察其源，先候病机，五藏未虚，六府未竭，血脉未乱，精神未散，食药必活。若病已成，可得半愈。病势已过，命将难全。"指出药物并非万能，贵在可治之时尽早防治。关于临床用药原则，《神农本草经》认为："疗寒以热药，疗热以寒药，饮食不消以吐下药，鬼疰蛊毒以毒药，痈肿疮瘤以疮药，风湿以风湿药，各随其所宜。"体现其辨证用药和辨病用药结合的主张。

在服药方法上，《神农本草经》根据病位所在，对服药时间作了详细规定："病在胸膈以上者，先食后服药；病在心腹以下者，先服药而后食；病在四肢血脉者，宜空腹而在旦；病在骨髓者，宜饮食而在夜。"这些认识，虽略显机械，但对后世中医实践用药的研究与临床应用具有一定的启迪与指导意义。

总之，《神农本草经》集东汉以前药物学大成，系统地总结了秦汉以来的用药经验，是我国第一部药物学经典著作。限于当时的历史条件和科学水平，该书难免存在一些错误，例如水银"久服神仙不死"、赤箭"主杀鬼"等。但瑕不掩瑜，《神农本草经》的药物学成就，对后世药物学的发展有着十分重要的意义。

《伤寒杂病论》

张仲景（约150—219年），名机，南郡涅阳（今河南邓县穰东镇，一说今河南南阳市）人。东汉杰出的医学家，被尊为"医圣"。张仲景自幼好学，博学多才，曾经被荐举为孝廉，相传做过长沙太守，因此被人称为"张长沙"，他的方书亦被称为"长沙方"。但是，他是否做过长沙太守，史学界尚无定论。

张仲景年轻时随同郡张伯祖学医，经过多年刻苦钻研及临床实践，医术远超其师。张仲景生活在东汉末年，当时政治黑暗，社会动乱，民不聊生，各地纷纷爆发农民起义，统治者残酷镇压，战火绵延，天灾频繁，疫病流行，到处是"白骨露于野，千里无鸡鸣"的惨状。据张仲景《伤寒杂病论·序》

记载，他的宗族原有 200 多人，可是自汉献帝建安元年（196 年）以来，不到 10 年时间，有 2/3 的人死亡，其中死于伤寒的占 7/10。张仲景目睹这种人间惨剧，心中悲痛欲绝，决心"勤求古训，博采众方"，深入研究《素问》、《九卷》、《八十一难》、《阴阳大论》、《胎胪药录》等医药古籍，结合自己临床实践，摸索出治疗伤寒的规律。在不懈的努力下，他终于著成《伤寒杂病论》这部临证医学名著。

从前文介绍可知，张仲景一生著作很多。据文献记载，除《伤寒杂病论》外，还有《疗妇人方》2 卷、《五脏论》1 卷、《口齿论》1 卷等，可惜都已散佚。

《伤寒杂病论》约在建安十一年（206 年）成书，原书 16 卷，对外感热病的发生和发展提出独创的见解，对 40 多种杂病的防治作了系统阐述。书成之后，由于兵燹战乱，原书散乱于世，其中伤寒部分经西晋王叔和收集、整理、编次，成为《伤寒论》。杂病部分由北宋翰林学士王洙在馆阁发现蠹简《金匮玉函要略方》，北宋林亿等人据此，删去伤寒内容，保留杂病和妇科病，并把方剂分列各证之下，整理编成《金匮要略方论》3 卷，简称《金匮要略》。现今流传的《伤寒论》和《金匮要略》，实际上是在《伤寒杂病论》原著基础上分而编成。

张仲景继承了《黄帝内经》等古典医籍的基本理论，总结当时人们同疾病作斗争的经验，结合自己的临床实践，首倡对伤寒六经辩证和杂病的八纲辨证原则，奠定了中医辩证论治的基础。他的这一诊治原则和方法使中医学的基础理论与临床实践得紧密结合。

知识链接

曹操与华佗的故事

曹操曾患有头风痛，经常头痛，请华佗诊治。华佗认为，此病需要长期治疗，否则无法去除病根。但华佗又不愿终日侍候曹操，便借故躲在家中。

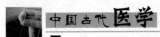
曹操发病时，屡次派人去请，华佗仍不肯上路。曹操大怒，将华佗抓了起来，并且说："华佗明明能够治好我的病，却不肯彻底治愈，他是想以我的病抬高自己，我不杀他，他也不会为我根治疾病的。"于是将华佗杀害。后来曹操最宠爱的小儿子仓舒病重久治不愈而亡，曹操叹息说："我真后悔不该杀了华佗，如果华佗还在的话，我的爱子也不会死了。"

病历的首创者淳于意

汉代良医辈出，淳于意便是其中杰出的一位。淳于意（公元前205年—?），齐国临淄人，因曾做过太仓长，故称他为仓公或太仓公。

淳于意自幼爱好医学，曾拜元里公乘阳庆为师。受业三年，尽得所传。又读过许多脉书和药论，故技术精湛。又因他们与扁鹊同为齐国人，故有云其所学乃出于扁鹊。公乘阳庆曾说："庆有古先道遗传黄帝扁鹊之脉书，五色诊病，知人生死，决嫌疑，定可治，及药论，甚精。"

淳于意为人刚直不阿，因他不愿为某些达官贵人治病而被诬罹罪，于公元前176年被解送长安，幸得小女缇萦上书汉文帝刘恒，表示愿"身为官婢以赎父刑罪"，文帝阅后深为感动，终于赦免了淳于意的死罪。

淳于意治病注重病历记述，凡患者姓名、职业、地址、病名、脉象、病因、治疗、用药、疗效、预后等，皆作详细的记录，这就是当时所称的"诊籍"。《史记·扁鹊仓公列传》记载了淳于意所述"诊籍"二十五案，有成功的经验，也有失败的病例。这是我国最早的病案材料。其体例内容，实为后世病历医案的首创。

淳于意所记述的25个病案中，仅病名就有疽、气鬲病、涌疝、气疝、牡疝、热病气、风瘅、消瘅、遗积瘕、迵风、风蹶、不乳、龋齿、肾痹、蛲瘕、伤脾气、肺伤等 20 多种，其中主要是消化系统的疾病。他精于脉学，诊断疾病以切脉为主。而推究病原则以酒色为主，治疗以药物为主。他反对当时盛行的服石风气。认为治病必须要"审诊，起度量，主规矩，称权衡，合色脉，辨表里，有余不足、顺逆之法，参其人动静，与息相应，乃可以论。"也就是说，要对症下药，合于脉象，并结合患者的情况，切莫随便服用五石散。他常用的方剂有泻下、解热、驱虫、催乳等，如火齐汤（周澹然《辨证指归》释：即三黄汤）、苦参汤、柔汤、莨荡药、消石、芫华等，并开始运用丸药，如半夏丸，这是我国最早使用丸药的记载。此外，他还采用针灸法治病。

淳于意和扁鹊同属齐派医学，故司马迁著《史记》时将扁鹊、仓公列入同传。淳于意之后，齐派医家还有如马长、冯信、杜信、唐安等人。

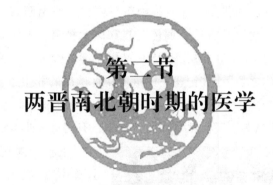

第二节
两晋南北朝时期的医学

 脉学与针灸

魏晋时期，脉学取得较大成就，医家王叔和对我国 3 世纪以前脉学进行了比较系统的整理和总结，撰成《脉经》，为中医脉学发展奠定基础。这一时期的针灸学也有显著进步，论述针灸的文献较以前大为增多，最具代表性的是皇甫谧《针灸甲乙经》，对后世针灸学的发展产生深远影响。

1. 王叔和与《脉经》

我国的脉诊起源很早，先秦时期已有较丰富的脉学史料。例如《周礼》

中有切脉以察脏腑病变的记载，《左传·昭公元年》记述了秦公派遣医和诊治晋侯之疾，医和以色脉互参详论其病的史实。《史记·扁鹊仓公列传》有"至今天下言脉者，由扁鹊也"之说，可见扁鹊在战国秦汉时期被公认为脉学鼻祖。《黄帝内经》收载大量秦汉以前的脉学资料，论述40多种脉象。《难经》最早提出寸口诊脉法，并论述脉学的基本理论，但尚未形成专著。

两汉时期，脉诊已普遍应用于临床，成为中医诊病的重要组成部分。东汉医家张仲景《伤寒杂病论》是将脉法成功应用于诊疗实践的名著，把脉、病、证、治融为一体，充分体现东汉时期医家的丰富脉诊经验。然而，脉学虽不断发展，仍缺乏全面的整理和理论的提高。至魏晋时期，王叔和对脉学进行第一次较系统总结，撰成《脉经》，奠定我国脉学发展的基础。

王叔和，名熙，西晋高平（一说山东巨野，一说山西高平）人，生活于公元3世纪。早年曾是游方医，据传王叔和医术精湛，曾任太医令。宋代张杲《医说》引张湛《养生方》，言及王叔和"博好经方，尤精诊处；洞识摄养之道，深晓疗病之源"，并记述王氏重视饮食调摄的养生主张。唐代甘伯宗《名医传》称其"性度沉静，通经史卜，穷研方脉，精意诊切，洞识摄养之道"。近代有学者认为，王氏任晋太医令之事，有待进一步考证。

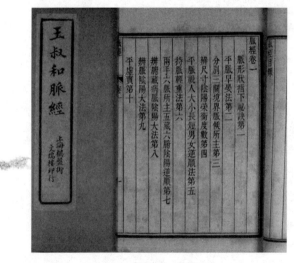

《脉经》书影

王叔和对医学的贡献，一是系统总结脉学，撰著《脉经》；一是整理编次《伤寒杂病论》。由于《伤寒杂病论》成书后，屡遭战乱兵燹，不久即散佚，是王叔和首先对该书有关伤寒的内容进行搜集、整理和重新编次，使之得以流传后世，极大地促进了晋唐以后临证医学的发展。王叔和对伤寒部分的整理，是以张仲景所论各种治疗方法的"可"与"不可"

条文进行编次排列，如"不可发汗证""可发汗证""不可灸证""可灸证"等，由此开启按治法分类研究《伤寒论》的先河。张仲景的《伤寒论》经王叔和整理编次，得以流传后世，对中医学的发展产生深远影响。但后世医家对其编著《伤寒论》，却褒贬不一。如明清有些医家对王氏多有非议，指责王叔和对张仲景原著"多所改易窜乱"，使后人无法窥其原貌，以致形成"错简"一派。然而赞誉者认为张仲景之伤寒学经王叔和之力而得以保存至今，若无叔和编次之举，张仲景之书恐早已湮没，如元代王安道赞其"功莫大矣"。王氏距张仲景生活年代最近，所编次之书也比较接近张仲景原著内容，伤寒学说没有失传，王叔和功不可没。

王叔和博通经方，精于诊病，在临床中体会到脉诊的重要性，但当时脉象缺乏规范和统一，给诊病带来诸多不便。如《脉经·序》指出："脉理精微，其体难辨，弦紧浮芤，展转相类，在心易了，指下难明。"这说明准确体察脉象尤难，若指下有误，必致贻误病人。可是当时流传的上古脉学文献，多深奥难懂，且零散而不系统，于是王叔和系统整理总结《内经》、《难经》及扁鹊、华佗、张仲景等医家的有关论述，并结合自己临床经验，著成《脉经》。

《脉经》有10卷98篇，包括脉诊、脉形、脉象与脏腑关系，脉象阴阳分辨以及妇人、小儿脉的辨识等。

《脉经》重点阐述脉学，还论述针灸理论和临证治疗。对经络和辨证取穴的针灸治疗，尤其是脉诊与脏腑经络辨证的结合、针灸和药物并用的治疗方法，都有精辟论述，对针灸临床也有指导意义。《脉经》并涉及相当的伤寒内容，对后世张仲景学说的研究，颇有启迪。

王叔和《脉经》是我国现存最早的脉学专著，全面总结公元3世纪以前的脉学成就，确立和完善"独取寸口"的诊脉方法，在规范脉名、确定各种脉象特点以及寸关尺分部所属脏腑等方面都进行了系统阐述，从而促进中医临证医学的发展。

2. 皇甫谧与《针灸甲乙经》

魏晋南北朝时期的针灸学取得了显著成就，出现我国现存最早的针灸学专著——皇甫谧《针灸甲乙经》。该书对《内经》、《难经》及秦汉时期的针灸进行系统整理与总结，为后世针灸学的发展奠定了基础。

皇甫谧（215—282 年），字士安，幼名静，自号玄晏先生。西晋安定郡朝那（宁夏固原市）人，后随叔父迁居新安（今属河南洛阳市）。谧自幼家境贫困，躬自耕作，但暇必读书，竟废寝忘食，对经史百家颇有研究。性情沉静，勤于著述，一生所著甚丰，有《帝王世纪》、《高士传》、《逸士传》、《列女传》、《玄晏春秋》等史学著作，是一位颇有名望的学者。《晋书·皇甫谧传》言其"有高尚之志，以著述为务"，林亿在校订《甲乙经》的序言中称皇甫谧"博综典籍百家之言"。晋武帝曾征召他入朝为官，被婉言谢绝。他在《释劝论》中阐述医学的重要性，钦佩历代名医精湛医术，如言"若黄帝创制于九经，岐伯剖腹以蠲肠，扁鹊造虢而尸起，文挚徇命于齐王，医和显术于秦晋，仓公发秘于汉皇，华佗存精于独识，仲景垂妙于定方"，表示要发奋学医，精研岐黄。晋武帝爱惜其才华，赐予很多书籍。

皇甫谧平素羸弱，加之长年劳累，常服寒食散，致使精神衰颓。42 岁时因罹患风痹证后而潜心钻研医学，"习览经方，手不辍卷，遂尽其妙"，自此，致力针灸研究。他深感当时针灸书籍"其义深奥，文多重复，错互非一"，不易学习和流传，故以《素问》、《针经》、《明堂孔穴针灸治要》三部医籍中有关针灸内容为依据，总结秦汉以来针灸之成就，并结合自己临证经验，于魏甘露年间（256—259 年），编撰成《黄帝三部针灸甲乙经》（简称《针灸甲乙经》或《甲乙经》），这是我国现存最早的一部针灸学专著。皇甫谧尚有《寒食散论》1 卷，可惜未传后世。

《针灸甲乙经》有 12 卷，128 篇。内容丰富，既叙述人体脏腑的生理功能和病理变化，又重点归纳整理经脉腧穴、考订腧穴部位、临证针灸治疗和操作手法。1~6 卷是中医学的基本理论与针灸学的基本知识；7~12 卷是临床经验总结，包括各种疾病的病因、病机、症状和腧穴主治。该书按生理、病理、诊断、治疗等内容进行归类编排，层次清晰。

皇甫谧根据《素问》《针经》《明堂孔穴针灸治要》三部医书所述及的腧穴进行全面系统的归纳整理，如对腧穴的名称、部位、取穴法等逐一考订，重新厘定腧穴位置，并增补新穴位。《甲乙经》整理厘定的腧穴有 349 个，其中双穴 300 个、单穴 49 个，比《内经》增加 189 个穴位。经《甲乙经》整理、定位的腧穴，在很长时期内成为针灸取穴的标准。

总之，《甲乙经》是《内经》、《难经》之后对针灸学进行的第一次全面总结。它把针灸治疗和脏腑经络的生理、病理紧密结合起来，对人体腧穴、针灸操作方法和临证治疗等方面都作了较系统的论述，确立了针灸学的理论体系，并为针灸学成为临床独立学科奠定基础。

药物学的丰富与与药物炮制

魏晋南北朝时期，药物学有了进一步的发展，药物知识和用药经验不断丰富，药物品种也日益增多。此时，一批药物学著作相继出现，见于史籍记载的药物学专著已达 110 种。吴普《吴普本草》和陶弘景《本草经集注》成为这个时期药物学成就的代表，尤其是《本草经集注》，不但增加药物品种，而且确定本草学的科学分类、体例和本草著作的编写模式，对后世中药学的发展影响深远。

《吴普本草》是东汉名医华佗的弟子吴普所著，首见于南朝梁阮孝绪（497—536 年）《七录》和陶弘景的《本草经集注·序录》，是中国历史上第一部有明确作者的本草学著作。

《吴普本草》约在北宋时亡佚，该书内容大部分被唐宋时期的医学著作和类书等引载，如欧阳询《艺文类聚》、徐坚等《初学记》等。其中以宋代李昉等所撰《太平御览》为最多，共引载药物 191 味。此外，《嘉祐本草》引载药物 40 味，唐慎微《证类本草》引载药物 20 味，苏颂《本草图经》引载药物 6 味。《吴普本草》现有三种辑复本存世，一是清代焦循辑佚的《吴氏本草》，收药 168 种；一是当代尚志钧辑佚的《吴普本草》，收药 202 种；一是当代严世芸等主编的《三国两晋南北朝医学总集·吴普本草》。

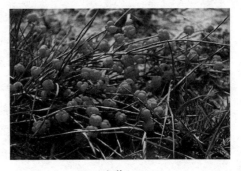

麻黄

《吴普本草》原书6卷，载药441种。该书反映《神农本草经》成书后至汉魏时期民间医家的用药经验，而且保存了早期重要本草学文献，对后世有一定影响。

《神农本草经》问世后，历经东汉至魏晋南北朝约400多年，本草学有了进一步发展，药物知识和用药经验逐步积累，新药品种不断增多。为此南朝梁医家陶弘景对这一时期的药物进行了系统总结，撰成《本草经集注》。

陶弘景在医疗实践中，有感于魏晋以来的本草书"或三品混糅，冷热舛错，草石不分，虫兽无辨"，不能很好地指导临床用药，决心对本草书勘订整理。他不但认真总结前人药学成果和自己的用药心得，而且注重搜集民间用药经验，于是以《神农本草经》为基础，撰成《本草经集注》。

《本草经集注》是陶弘景在整理充实《神农本草经》365种药物的基础上，又从《名医别录》中选出365种药物合编而成的一部药物学著作。其中新增的药物用墨笔书写，《本草经》原收载的药物则用朱笔书写。这种方式，有助于后人对古医药文献的研究。《本草经集注》共7卷，收载药物730种。

陶弘景对《神农本草经》收载的365种药物逐一进行整理，纠正传抄中的部分错误，并增加新发现的365种药物，使药物品种增加1倍。陶氏鉴于《神农本草经》的"三品分类法"不能准确反映药物性能，于是创立按照药物自然属性的分类法，将药物分为玉石、草木、虫兽、果、菜、米食、有名未用等7类。陶氏所制的药物自然属性分类法，是药物分类的进步，沿用近千年，成为我国古代药物分类的标准。

中药炮制，由来已久。《灵枢·客邪》篇中"半夏秫米汤"的半夏，已注明经过炮制；《伤寒杂病论》对药物炮制要求记载甚详，如麻黄去节、杏仁去皮尖、牡丹皮去心、大黄用酒浸等。自汉代以来，中药炮制方法不断改进，经验不断积累，至南朝宋时，出现我国第一部炮制专著——雷敩的《雷公炮炙论》。

雷敩，南朝宋药学家。其生平事迹，各家文献记载不一，明代徐春甫《古今医统》称"雷公为黄帝臣，姓雷名敩"，北宋苏颂则说是隋人。言雷敩为刘宋时人，大多依据南宋赵希弁《郡斋读书后志》之说："《雷公炮炙》三卷，古宋雷敩撰，胡洽重定，述百药性味炮熬煮炙之方。"重定者胡洽原名为胡道洽，后因避讳而改名，系南朝宋人。李时珍《本草纲目·序例》也提出：

"《雷公炮炙论》，刘宋时雷敩所著，非黄帝时雷公也。"目前，多数学者认为，《雷公炮炙论》为南朝宋雷敩所撰。

《雷公炮炙论》在元代前后亡佚，其内容被历代本草著作引用。北宋唐慎微《证类本草》收载该书234种药物，明代李时珍《本草纲目》也转录254种药物。明代李中梓曾辑录《炮炙论》，但错误缺漏不少。1932年，四川张骥有该书辑本。今人尚志钧《雷公炮炙论》辑校本，搜集资料比较完整，是研究雷氏学术经验的重要参考书。

道儒兼修的葛洪

葛洪（约281—341年），字稚川，自号抱朴子，丹阳句容（今江苏句容县）人。先世为吴国世臣，祖玄，吴大鸿胪；父悌，拜会稽（今浙江绍兴）太守，吴平后，入晋为邵陵郡（今湖南邵阳市）太守。其父晚年虽随孙皓降晋，但家世仕吴，对吴土沦亡的悲痛是可以想见的。葛洪13岁时死了父亲，此后的生活，比较艰难。16岁便开始广览众书，自正经、诸史、百家之言，下至短杂文章，无不暗诵精持。但他读书是从儒家正宗入手，故思想意识丝毫没

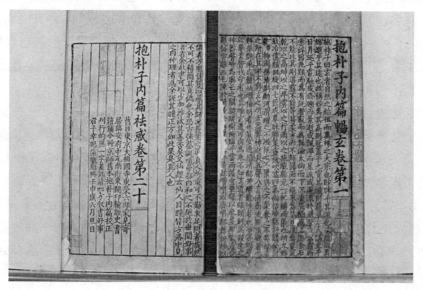

《抱朴子》书影

有与农民共同的地方。20 岁左右，他就帮助晋朝去剿灭石冰领导的农民暴动，但"勋业"并没有使他发迹，他不得不转到洛阳去读书。然而北方离乱，迫使他南归。可是这时的江东却已发生了陈敏之变，思归又不能，适遇故人嵇含见用为广州刺史，表请从军。然嵇含未赴任就被害了，他只得停留在广州。

大约在 20 岁左右，葛洪未到广州之前，曾从郑隐学习《九丹》《金银液经》及《黄白中经》等炼丹术。隐是洪的从祖玄（号葛仙公，是左慈的弟子）的学生，炼丹技艺颇为高超，洪悉得其法。到广州后，又"师事南海太守鲍玄，玄亦内学，见洪深重，以女妻洪（名鲍姑，精灸术），洪传其业。"这是葛洪后期学习研究炼丹术的事。

葛洪停留南土期间，适逢北方大乱，西晋覆亡，豪强们纷纷南渡，拥立司马睿为帝，是为东晋元帝（318 年），江南形成偏安局面。葛洪于建武中（317 年）得还故乡，旋以旧功被录，封侯食邑，辟为掾属、主簿的佐吏官职，但洪固辞不就。因为当时他已年过 50，一心一意想的是以炼丹祈遐寿。他听说交趾（今越南）出丹，便求为勾漏（在今广西省境）令，可以就近取材。得允后，偕子侄同行，途经广州，被刺史邓岳挽留，在罗浮山度过了他的神仙丹鼎生涯，并进行经验总结。《本传》说："止罗浮山炼丹……在山积年，优游闲养，著述不辍。"葛洪炼丹的动机，是为求得长生，将来能成仙。《抱朴子》一书就是他儒道合一思想的代表作。该书的篇章，据其自叙说："凡内篇二十卷，外篇五十卷，碑颂诗赋百卷，军书檄移章表笺记三十卷；又撰俗所不列者为《神仙传》十卷，又撰高尚不仕以为《隐逸传》十卷，又抄五经、七史、百家之言，兵事方伎、短杂奇要三百一十卷，别为目录。"由此可知，他所撰的有 220 卷，所抄述的有 301 卷，合共 503 卷，可谓洋洋大观。

正如《本传》所说的："博阅深洽，江左绝伦，著述篇章，富于班马。"而有关医学方面的著述，据《隋书》、《新唐书》、《七录》、《辨证论》及《晋书本传》等所著录或引述的有：《玉函煎方》五卷、《神仙服食方》十卷、《序房内秘术》一卷、《太清神仙服食经》一卷、《服食方》四卷、《肘后备急要方》四卷、《金匮药方》一〇〇卷。现存者仅《抱朴子》和《肘后备急要方》而已。

葛洪的医学著述，除了养生服食方以外，较有价值的要数《金匮玉函方》

《肘后备急方》二书。现存仅《肘后备急方》一书，而《金匮玉函方》早已散佚了。《肘后备急方》的原名有《肘后救急方》（《旧唐书·经籍志》）、《肘后救卒方》（《唐书·艺文志》）、《肘后急要方》（《七录》）、《肘后要急方》（《晋书·本传》）等。其中经梁代陶弘景增补，得一百一方的又名《肘后百一方》，至金，杨用道又把唐慎微《证类本草》所载的附方摘录增入，名为《广肘后备急方》，这就是现行本的面貌。

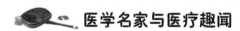

葛洪著《金匮玉函方》的动机

葛洪著《金匮玉函方》的动机是："诸家各作备急，既不能穷诸病状，兼多珍贵之药，岂贫家野居所能立办；又使人用针，自非究习医方，素识明堂流注者则身中荣卫尚不知其所在，安能用针以治之哉？"因此，书中方药，不但价贱易得，且疗效显著。此外他还介绍了许多简易的外治法，如针法、灸法、角法（拔罐）、推拿、畜鼻、蒸、熨等，这些方药和外治法，都适合于偏僻农村穷苦百姓的需要。

医学名家与医疗趣闻

1. 医学教育的创始者秦承祖

晋以前无医学教育之设，到了刘宋元嘉二十年（443 年），太医令秦承祖（约生于公元 5 世纪时代）奏置医学，以广教授。秦承祖可谓中国医学教育的创始者。他精于方药，撰有药方、本草、脉经、偃侧针灸术、偃侧人经、明堂图等书（见丹波元胤的《中国医籍考》），作为教学用书。他创办医学教育，对中国医学产生了一定的影响。

2. 方剂分类的创始者徐之才

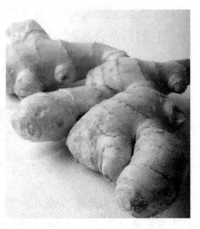

生姜

徐之才（505—572 年），字士茂，南北朝时期北齐丹阳（今江苏镇江）人。父曾为兰陵太守。徐氏家世业医，自其祖先徐熙以下，均以医术著名。徐之才幼年聪敏过人，5 岁诵读孝经，8 岁略通义旨，13 岁召为太学生，号为"神童"，名重江左。他善于医术，治病每多奇效。著有《雷公药对》二卷，以众药君、臣、佐、使，相恶相反，及所主疾病，分类记之，书凡二卷，惜已失传。他把药物效用分为十剂（一说是唐代《本草拾遗》的作者陈藏器所创的）。十剂的内容是：

宣可去壅：生姜、桔皮之属。

通可去滞：木通、防己之属。

补可去弱：人参、羊肉之属。

泄可去闭：葶苈、大黄之属。

轻可去实：麻黄、葛根之属。

重可去怯：磁石、铁粉之属。

滑可去着：冬葵子、榆自皮之属。

涩可去脱：牡蛎、龙骨之属。

燥可去湿：桑白皮、赤小豆之属。

湿可去枯：自石英、紫石英之属。

这种系统的以药效来分类的方法，颇符合现代方剂学的分类法，这不能不说是一个创举。该法对于临床也起了直接的指导作用，故一直为后世医家所乐于采用。

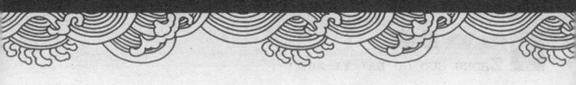

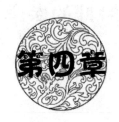

隋唐五代时期的医学

　　隋唐时期，医学教育发展较快，在沿袭中医传统家传式和师徒授受式教育的同时，在前代的基础上，进一步发展和完善学校式的医学教育模式，建立政府医药机构兼教育机构——太医署。唐太医署设立于武德七年（624 年），隶属于太常寺管理。太医署作为唐代的最高医药教育管理机构，其规模较庞大、制度较完善、课程较合理、考核较严格，在中国古代医学教育史上占有重要地位。接下来，我们一起了解隋唐五代时期的医学发展情况。

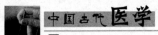
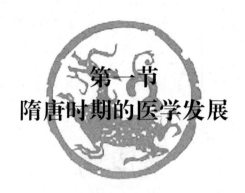

第一节
隋唐时期的医学发展

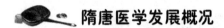

隋唐医学发展概况

1. 临证医学的成就

隋代是中国医学发展史上的一个重要的历史时期。因为这一时期，生产获得恢复和发展，经济文化呈现出前所未有的繁荣景象，反映在医学方面，也呈现出一派蓬勃气象。中国医学之所以能够一直向前发展，推溯其源，实自隋代开始。

这一时期医学发展的主要特点是：在临床医学方面积累了丰富的经验，对疾病的病因、病机和证候的描述都比较详尽。公元610年，巢元方等人集体编写的《诸病源候论》，正是反映公元7世纪以前我国病因证候学方面成就的代表作，主要体现在：

（1）对急性传染病的认识

《诸病源候论·疫疠病候》"疫疠皆由一岁之内节气不和，寒暑乖候……则民多疾病，病无长少，率皆相似。"认识到传染病和季节气候有关系。

《时气令不相染易候》"人感乖戾之气而生病，多相染易，故须预服药及为方法以防之。"说明传染病是由外界有害物质（戾气）引起，而且可以互相传染，但可以用预防的方法加以控制，故说"须预服药以防之"。

（2）对创伤性感染的认识

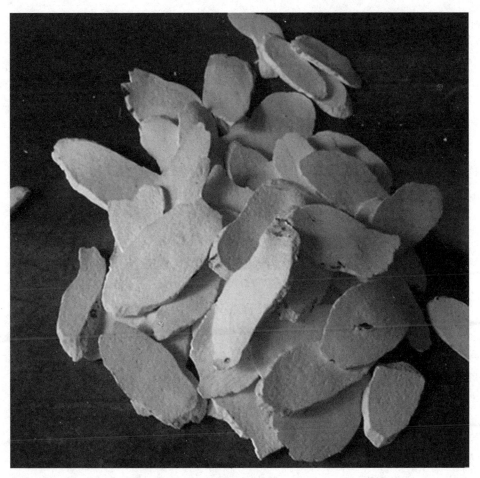

中药材山药

《诸病源候论·马毒入疮候》"凡人先有疮而乘马，汗并马毛垢，及马屎尿，及坐马皮鞯，并能有毒，毒气入疮致炘痛、疼痛、烦热，毒入腹亦毙人。"说明了创伤性感染的传染途径及其严重性。

（3）对寄生虫病感染的认识

《诸病源候论·寸白虫候》认为，寸白虫（类似条虫）病因是："九虫内之一虫也……饮白酒以桑枝贯牛肉炙食"所引起的，也就是说，吃了半生不熟的牛肉，会发生这种寄生虫病；或"食生鱼后，即饮乳酪，亦会生之"。

（4）糖尿病的诊断与水肿病的忌盐

公元第 7 世纪时代就有关于糖尿病的早期诊断的记载。据说郭霸曾亲尝魏元忠的粪，他说："粪甘则可忧，苦便无伤。"黟又当时医方中都主张水肿病患者要忌盐，认为盐和此病有关。

2. 对病理解剖的认识

《太平广记》曾记载有"靛青"疗噎病的，"隋炀帝大业末年，洛阳人家中有传尸病，兄弟数人，相继亡殁。"后有一人死，气犹未绝，家人并哭，其弟忽见有物自死人口中出，跃入其口，自此即病，岁余遂卒。临终谓其妻曰："吾疾乃所见物为之害，吾气绝之后，便可开吾脑喉，视有何物，欲知其根本。"言终而死（卷四七四昆虫类传病条引《广古今五行记》载）。

3. 预防医学措施

（1）公厕管理

唐朝设有管公厕的官，《唐书·百官志》："宫中掌匽厕，为校署令丞。"

（2）麻风病院

隋唐时代始设有麻风病院，当时称为"疠人坊。"唐代释道宣《续高僧传》曾说那连提黎耶舍设有"疠人坊"；"又收养疠疾，男女别坊，四时供承，务令周给。"（耶舍卒于隋开皇九年，公元 589 年 8 月 29 日）。又载："释智岩……后往石头城疠人坊住，为其说法，吮脓洗濯，无所不为，永徽五年二月廿七日终于疠所。"

（3）狂犬病的防治

早在第三四世纪时代，葛洪的《肘后方》中，就有疗治犬咬人方。书中曰："仍杀所咬犬，取脑傅之，后不复发。"此方在王焘《外台秘要》卷四十引崔氏疗狂犬方和孙思邈《千金要方》卷二十中均有记载。《千金要方》曰："治制犬毒方，取制犬脑傅上，后不复发。"就是根据《肘后方》的记载。

陈延之《小品方》曰："若重发者疗之方，生食蟾蜍脍绝良，亦可烧炙之，不必令其人知。初得啮，便为此，则不发（《外台》卷四十狂犬咬人方）。该方在《肘后方》《千金方》《随身备急方》等书中均有记载。

（4）天花的防治

在隋唐医书中，除《陶氏百一方》和《巢氏病源》外，《千金方》、《延年秘录》（《外台》卷三引）、《新录方》（《医心方》卷十三引）及敦煌石室所藏《唐人要方》以兔皮疗豌豆疮方等，都有关于天花的论治。

（5）斑疹伤寒的预防接种

早在公元3世纪以前，就已有关于斑疹伤寒接种方法的发明。《巢氏病源》及《外台》卷四十射工毒方引《肘后方》中，均有相同的记载："江南有射工毒蛊，一名短狐，一名蜮，常在山涧水内。……大都此病多令人寒热、欠伸、张口、闭眼。此虫冬月蛰其土内，人有识之者，取带之溪边行，亦佳。若得此病毒，仍以为屑渐服之。夏月在水中者，则不可用。"

4. 医学著作的出版

隋代医学著作，除巢元方的《诸病源候论》外，还有全元起的《素问注》、杨上善（大业中太医令）的《黄帝内经太素注》。唐代医学著作除孙思邈、王焘的著作外，尚有甄权（许州扶沟人）的《脉经针方》《明堂人形图》各一卷；王勃（字子安，龙门人）的《八十一难经序文》；王冰的《内经注释》；甘伯宗的《名医传》；昝殷的《经效产宝》三卷，续编一卷；刘禹锡（字梦得，彭城人，贞元间进士、诗人、文学家）诏修的《本草经方》以及《传信方》行世。

政府医药机构： 太医署

我国古代最早的医学教育机构形成于魏晋时期，《唐六典》记载："晋代以上手医子弟代习者，令助教部教之。"南北朝时期，宋文帝元嘉二十年（443年），"太医令秦承祖奏置医学以广教授"。北魏太和元年（477年）九月，孝文帝"诏群臣定律令于太华殿"，设有"太医博士"、"太医助教"。至此，有了医学校教育的雏形，但因缺乏文献记述而欠明确。隋唐时期，医学教育出现较快发展的态势，在沿袭中医传统家传式和师徒授受式教育的同时，

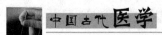

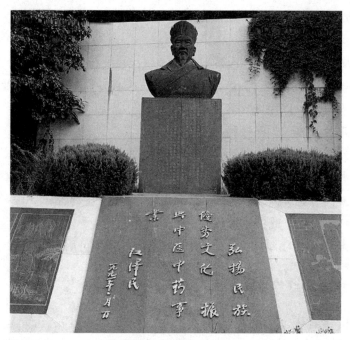

安徽祁县御医汪直雕像

更在前代基础上，进一步发展学校式的医学教育，建立政府医药兼教育机构——太医署。

 1. 隋太医署

隋代建立太医署，专门为统治者服务的医疗保健机构，分设医学各学科。组成人员包括两部分，即行政管理人员和医药教学人员。行政管理人员有太医令、丞、医监、医正，太医令掌管诸医疗之法和医之政令，丞为太医令的助手，医监、医正协助太医令、丞管理行政事务和教学。医药教学人员有医博士、助教、咒禁博士、主药、医师、药园师。

 2. 唐太医署

唐太医署设立于武德七年（624 年），隶属于太常寺管理。太医署作为唐代最高医学教育机构，其规模较大、制度较完善、课程较合理、考核较严格，在中国古代医学教育史上占有重要地位。

太医署既是统治者的医疗保健机构，也是医学教育机构和医药行政单位。组成人员包括4部分，即行政、医疗、教学、药工。据《旧唐书·职官志》记载："太医署令二人（从七品下），丞二人（从八品下），府二人，史四人，主药八人，药童二十四人，医监四人（从八品下），医正八人（从九品下），药园师二人，药园生八人，掌固四人。太医令掌医疗之法，丞为之贰。其属有四，曰医师、针师、按摩师、咒禁师，皆有博士以教之。"

在京都长安还置药园1所，内设府2人、史4人、掌固4人、主药8人、药园师2人、药园生8人、药童24人。药园不仅培养药学人才，还承担医科、针科、按摩科、咒禁科学生学习《一草》、辨识药物的带教工作。太医署对学生的考核十分严格，《唐六典》载："博士月一次试，太医令、丞季一试，太常丞年终总试。若业术过于见任官司者，即听补替。其在学九年无成者，退从本色。"

由此可见，唐代医学教育在组织机构上，已经比较完备了。

《四部医典》

《四部医典》，又名《医方四续》，藏名简称《据悉》。藏族医家宇妥·元丹贡布编撰。

宇妥·元丹贡布，唐开元十七年（藏历土蛇年，729年）生于拉萨西郊堆龙、吉纳附近，卒于唐大中七年（藏历水鸡年，853年）。曾祖父、祖父均为御医，在家庭的熏陶下矢志从医，医学造诣日深，成为吐蕃王朝的首席侍医。他曾到过山西五台山和藏南、日喀则、康定等地，随名医学习，也曾在今印度、尼泊尔、巴基斯坦等地行医，既拥有丰富的临床经验，又收集了许多民间医药知识。宇妥·元丹贡布以早期吐蕃医学为基础，广泛吸收内地及各方医学，历经20多年，撰成藏医经典著作《四部医典》。它的问世，标志着藏医药理论体系的形成。鉴于宇妥·元丹贡布对藏医学的杰出贡献，他被藏族人民尊称为"医圣"、"药王"。

《四部医典》分4部，凡156章，收方443首，载药1 002种。第1部《总则本集》（藏名《扎据》），为医学总论；第2部《论述本集》（藏名《协据》），记述人体解剖、生理、病因、病机、治则、药物、器械；第3部《秘

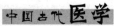
诀本集》（藏名《门阿据》），详述临床各科疾病的症状、诊断、治疗；第4部《后续本集》（藏名《其玛据》），论述脉诊、尿诊、药物理论、外治法等。《四部医典》的编撰体例，以药王及其5个化身相互问答的形式，采用七言或九言的诗歌体，系统论述医药知识。对于各种疾病的阐述，采用医学理论与临床经验相结合，每种疾病都分述病因、分类、症状、治疗，清晰明了，便于理解。

《四部医典》不仅对古代藏医学进行较全面的总结，反映藏医特色和藏族医药学的经验，而且吸收和借鉴了汉族医学、印度医学、大食医学的医学理论和医疗经验，并有所创新。《四部医典》成书以来，作为最重要的藏医学经典著作，始终指导着藏族医生的临床实践，成为学习藏医的必读医籍，民间有"不读《四部医典》，不可为人医"之说，可见其书之重要。该书问世后，沿用300

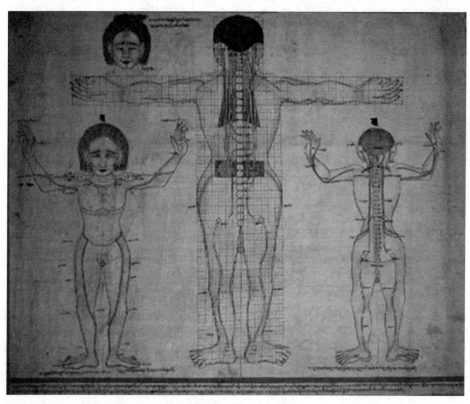

《四部医典》书中的插图

余年，唐太医署亦将其作为医学校教材。

此书在宋以后亡佚。后世发现该书的早期版本主要是日本仁和寺藏本的残卷和清光绪二十五年（1899年）从敦煌石窟出土的卷子本残卷，后者现分别藏于大英博物馆和法国国家图书馆。当代尚志钧有《唐·新修本草》的辑佚本。

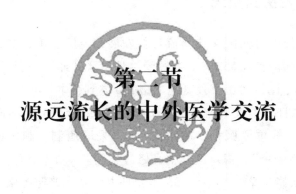

第二节
源远流长的中外医学交流

中朝医药交流

中朝两国人民的文化联系，早在晋唐之前已很密切。公元541年我国曾派医师赴朝。唐代，中国医学书籍输入朝鲜的有《素问》、《伤寒论》、《甲乙经》、《神农本草经》、《诸病源候论》、《千金要方》、《外台秘要》等。朝鲜医学制度曾仿唐制，设医学，置医博士，以中国医书为教本，用《素问》、《难经》、《甲乙经》、《本草经》等教授学生。

另一方面，朝鲜药物和医学知识也传到我国。陶弘景的《本草经集注》中，记载了不少朝鲜出产的药物，如五味子、昆布、芜荑等。唐代的《新修本草》《海药本草》中，又记载了朝鲜品种的白附子、玄胡索等药物。《外台秘要》中，还

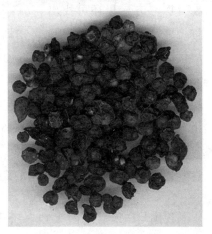

五味子

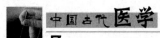
记有治脚气病的"高丽老师方"，也来自朝鲜。一些方书中所载药物，有的注明用新罗白附子、新罗人参等，说明当时治病用药，已采用不少朝鲜品种的药材。

中日医药交流

秦汉以来，中日两国文化交流日益发展，经历三国、两晋南北朝，正式往来从未中断。公元552年，我国赠给日本《针经》一套。562年，吴人知聪携带《明堂图》等医书及其他书籍160卷到日本。608年，日本推古天皇派遣药师惠日、倭汉直福因等来中国学医，于623年学成回国，带去《诸病源候论》等重要医书。701年，日本采取唐制，制定医药职令——"大宝律令·疾医令"，规定医学生必修《素问》《黄帝针经》《明堂脉诀》《甲乙经》《新修本草》等书。733年，日本荣睿、普照等来华留学，十年后，至扬州邀请鉴真和尚（扬州人、俗姓淳于）赴日本传授佛学和医学。鉴真率弟子数十人，6次渡海，历时10年，于754年到达日本。他在日本传授中国医药学术，对当时日本医学的发展带来很大影响。现在日本东大寺的正仓院里，还存有唐时从扬州运去的中药。后世日人撰《鉴上人秘方》，其中有鉴真医方，书已散佚。鉴真用过的脚气入腹方、诃黎勒丸等，在《医心方》里还可找出。763年鉴真逝世于日本奈良唐招提寺，日本人称之为"过海大师"。805年，日本医生菅原清在我国学医后回国，他精通唐代医方，竭力提倡中国医学。

公元808年，日本医家以我国的《素问》《黄帝针经》《脉经》《甲乙经》《小品方》《新修本草》等为蓝本，编成《大同类聚方》100卷。此后还出现不少有关中国医学的著作，较著名的有小野藏根的《太素经集注》等。

与东南亚诸国的医学交流

我国与印度、越南大约自汉代起即有医药往来，随着对外交流的发展，南北朝至隋唐时期，医药交流逐渐扩至今柬埔寨、印度尼西亚、马来西亚等东南亚国家。

我国向印度输出药物较早，品种较多，如人参、茯苓、当归、远志、乌头、附子、麻黄、细辛等，被称为"神州上药"。唐僧义净在印度居住 20 年，常用中国医药为印度人诊治疾病。印度医学也随佛教传入我国。据《隋书·经籍志》记载，当时被译成中文的印度医书有《龙树菩萨药方》（即《龙树论》）、《婆罗门药方》等十余种。唐代贞观、开元年间从印度输入龙脑香、郁金香、质汗等药物和秘方，《千金要方》、《千金翼方》、《外台秘要》等书中也收载了一些印度方药和治疗方法。

中越医药交流较早，据《历代名医蒙求》记载，三国时我国名医董奉曾到越南，治愈了交州刺史杜燮的重症（中毒假死）；曹州观察判官申光逊通医术，也以胡椒、干姜等辛辣药物，治愈过越南人的脑痛症。在中越两国文化交往中，越南的一些药物也逐渐输入我国，如汉代传入薏苡，唐代开元年间

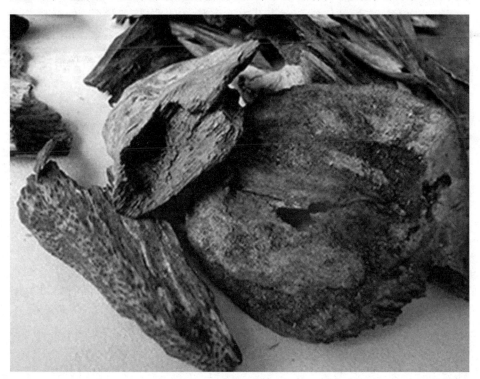

中药材沉香

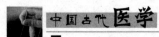

（713—741 年）传入沉香、琥珀等药物。

南朝梁武帝时，东南亚一些国家的香药不断输入我国，据《南史》记载，天监 18 年（591 年）扶南王遣使送郁金、苏合香等；天监 17 年（518 年）、普通 3 年（522 年）干陀利国、婆利国输入的杂香药有时多达十余种；中大通 2 年（530 年）、大同元年（535 年）丹丹国也输入多种杂香药。东南亚国家药物的传入，丰富了我国的药物学。

与阿拉伯诸国的医学交流

中国与阿拉伯国家之间的医药交流源远流长。公元 8 世纪前，中国炼丹术已传入阿拉伯各地，并经阿拉伯传到西方，对世界制药化学也有积极影响。

我国脉学在公元 10 世纪前就传入阿拉伯。阿维森纳（980—1037年）的《医典》中有这方面的详细记载。其中许多脉象是采自《脉经》的资料，这对阿拉伯诊断学的发展有一定影响。此外，《医典》中还记述了一些中国医学知识，例如，糖尿病患者尿甜，还提及麻疹的预后以及用水蛭吸毒等治疗方法。

中国汉代麻醉法，也曾传入阿拉伯医学界。美国的拉瓦尔在《药学四千年》一书中认为阿拉伯人的吸入麻醉法可能是由中国传入的。阿维森纳《医典》中也记有许多中国药物。

另一方面，我国也吸收了阿拉伯医药知识。自唐永徽年间（650—655 年）以后，阿拉伯国家多次派人来我国赠送方药，其中药材很多。据《诸蕃志》记载，输入的药物有乳香、没药、血竭、木香等多种。来往经商的阿拉伯人还把胡卢巴和药方传入我国，也为我国医学家所采用。一些阿拉伯药商，曾在我国营业，并带来一些医方。

综上所述，晋唐时期，我国学习了许多外国的医药知识，同时对世界医药学的发展，做出了一定的贡献。

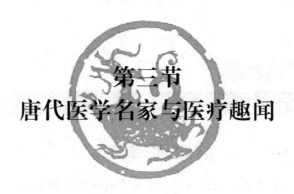

第三节
唐代医学名家与医疗趣闻

中唐杰出的医学家王焘

据有关文献记载，早在两晋隋唐时代，我国医家事实上就认识了某些维生素类和激素类药物，并在临床上加以应用。如葛洪的《肘后方》、孙思邈的《千金方》、王焘的《外台秘要》中，都曾论及，其中以王焘所论最详。

王焘（约生于公元7世纪末叶至8世纪中叶间），郿（今陕西眉县）人，是唐朝宰相王珪的孙子，亦是"七登南宫，再拜东掖，便繁台阁二十余载"的官僚，曾做过徐州司马。性至孝，其母患病，经年不解带，亲自调理汤药。王焘因"幼多疾病"，故长好医术，曾屡从名医学习，尽得所学。由于长期任职弘文馆（国家图书馆），有机会广泛接触晋唐以来的诸家医方，其中有的在后世很少流传。王焘获读医书千百卷，得其秘要。他以为巢元方所著《诸病源候论》有论无方，乃花费数十年时间进行认真的研究和整理，终于唐天宝十一年（752年）编写成《外台秘要》这部规模巨大的综合性医学论著。该书之所以名曰《外台》，乃因王焘天宝年间曾出守大宁。

王焘是学验兼优的杰出医学家，对症状的描述及疾病的诊断也十分准确，如《天行温病》中描写天花（斑疮、登豆疮）的症状，从发疹、起浆到化脓、结痂的全部过程，都做了详细的说明；并能根据痘的色泽、分布来诊断预后的吉凶。他还注意产妇的护理，主张清静，反对嘈杂，说："惟得二三人

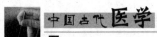
在旁少静"，并"不得令死丧污秽家人来视"。这些，都是符合保健性医疗措施的。

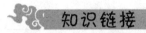

《外台秘要》概览

　　《外台秘要》是现存祖国医药学文献中的一部光辉巨著。它全面整理和部分保存了从古代到初唐的医学典籍，书中引用的大量文献资料皆一一注明了出处，为我们保存了一些已经亡佚的典籍的内容，也为后世辑佚工作提供了方便。王焘能在1200多年前就有如此卓越的见解是难能可贵的。清代医家徐灵胎曾对他作出如下的评价："历代之方，于焉大备……唐以前之方，赖此书以存，其功亦不可泯。"

川芎的故事

　　川芎是一味很常用的中药，具有活血化瘀、行气止痛等功效，治疗风寒、寒湿及血瘀引起的各种痛症疗效很好。而川芎的来历却颇有些传奇色彩。

　　唐朝初年，药王孙思邈与徒弟从陕西终南山云游到四川省的青城山。这天，师徒二人走累了，便在一片松树林内歇息。此时，林中山洞边有一只大雌鹤正带着几只小鹤在涉水嬉戏。没过一会，突然听到几只鹤发出连声惊叫。药王师徒一看，原来那只大雌鹤头部低垂，双脚颤抖，不断哀鸣。药王心里明白，这只雌鹤肯定是患了急病。没过多久，天空中传来一阵阵鹤鸣，只见几只白鹤落下，从它们嘴里掉下一些叶子，病鹤随即啄食这些叶子。鹤群离开后，徒弟捡起几张落在地上的叶子，看到不过是一些形状很像胡萝卜叶的野草，便满不在乎地丢回地上，但药王却若有所得，叫徒弟把叶子再捡起来保存好。

次日，药王孙思邈师徒再次来到松林，又看见了那只生病的雌鹤，只是此刻它已完全康复，又带领小鹤嬉戏如常了。孙思邈还发现白鹤常在混元顶峭壁的古洞旁活动，那里长着一片绿茵茵的野草，形状和昨天从白鹤嘴里掉下来的叶子一样。药王不禁联想到雌鹤的病愈是与吃了这种野草有关，于是他登山采集这种野草进行研究，发现其根茎苦中带辛，具有独特的浓郁香气。他根据自己几十年的采药行医经验判断，此草应有活血通经、祛风止痛的作用。他叫徒弟携此药下山，用于给病人对症治疗，效果果然很灵验。药王兴奋地说：

"青城山幽，川西第一，药由鹤递，来自天穹。这药就取名叫'川芎'吧！"

从此，四川青城山川芎的神奇疗效越传越广。后人为了纪念药王孙思邈，把他初到青城的小山叫做"药王山"，现已成为当地著名的旅游景区。

川贝雪梨膏的故事

唐朝初年，丞相魏征的母亲患有咳嗽气喘病已多年，魏征四处为母求医，但疗效不佳，这使得魏征心里十分不安。这事后来被唐太宗李世民知道了，即派出皇宫太医院的御医前往丞相府为魏征的母亲诊病。御医为老夫人把脉看舌后，开出了一张药方，方中有川贝母、杏仁、半夏、陈皮等中药。魏征马上令人将药抓齐并立即煎煮送给母亲服用，可是这位老夫人性情却有些古怪，她只喝了一小口药汁，就连声说药汁太苦了，难以咽下，任魏征与家人百般劝说，她就是不肯再吃药，弄得魏征也没有办法。

次日上午，魏征又到母亲房中劝其服药，母亲仍以味苦为由拒绝。她告诉魏征只想吃梨。魏征是一个大孝子，历来对母亲的要求有求必应，于是立即派人去买回梨，并把梨削皮后切成小块，装在果盘中送给母亲吃。可是老人牙齿大多已脱落，咀嚼不方便，只吃了一小片梨后又不吃了。这又使魏征犯了难，他想了一会，就试着把梨片放入锅中用水煎煮成梨汁，再加入一些糖，结果还真行，母亲喝了一碗梨汁后还舔着嘴唇说："好喝！好喝！"

魏征见母亲喜欢喝梨汁，于是灵机一动，在为母亲煎煮梨汁时，顺手将按御医处方煎的一碗中药汁倒入梨汁中一起煮，为了避免老人嫌味苦不喝，又特地多加入一些糖，一直熬到三更。此时魏征也有些疲惫了，他闭目养了一下神，不料却睡着了。等他醒来揭开药罐盖，发现药汁因煎熬时间过长水分已全部蒸发而结成糖块，魏征怕糖块口味不好，就先尝了一点，感到又香又甜，于是在第二天清晨将糖块送给母亲品尝。这糖块又酥又甜，入口即化，又有清凉的香味，老人很喜欢吃。魏征见老母亲喜欢吃，心中也乐了，他随即每天都用中药汁和梨汁加糖熬煮成糖块给母亲吃，老人这样吃了近半个月，咳嗽、气喘的病就治好了。

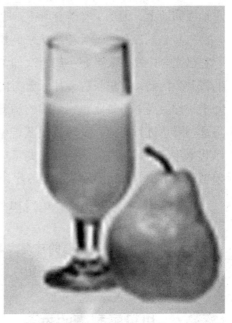

梨汁可止咳

魏征用中药、梨和糖煮汁熬制成糖块治好母亲咳喘病的消息很快被传开了，当时许多医生也效仿这一做法制作中药梨膏糖给那些拒服苦药的老人和儿童咳喘患者服用，同样收到很好的疗效。后世医家在此基础上，逐渐改进成川贝雪梨膏并沿用至今。

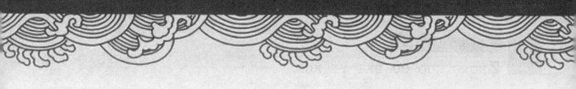

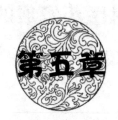

第五章

两宋金元时期的医学

　　宋元时期，尤其是北宋统治者非常重视医学，建立了较为完善的医疗卫生机构，组织编纂本草及方书，大量校勘医籍，发展医学教育，提高医生的地位，造就了许多儒医及儒医兼备者，因而中医理论及临床各科都有长足的发展与进步，并形成了不同的医学流派。在这样的背景下，医学界出现了"百家争鸣"的盛况，宋元医学达到了前所未有的高度。

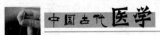
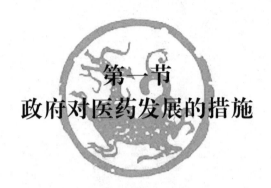

第一节
政府对医药发展的措施

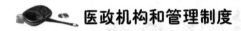

医政机构和管理制度

宋金元时期，是中国古代医药管理制度发展和变化较大的一个时期，医事管理机构趋于统一，并归于一个专门的部门管理。成立了太医局，专门服务于封建统治者。

两宋医事制度较前代有较大发展，改进体制，加强了医事管理。这与宋代多位皇帝"留意医术"、重视医药有很大关系。宋政府在太常寺下设"太医署"，翰林院下设"翰林医官院"和"翰林御药院"，还设有其他保健或慈善机构。"翰林医官院"、"翰林御药院"是医药管理机构；"太医署"后来改为"太医局"，主管医学教育。掌管医政的"翰林医官院"和负责医学教育的"太医局"互不隶属，各司其职，改变了唐太医署将医药行政与医学教育合一的建制。宫廷医疗分别由太医局和御药院承担。翰林医官院的设立，改变了秦汉以来我国医药事务管理上的不协调局面，分工更加明确，对后世医药管理产生了重要影响。

翰林医官院，元丰五年（1802年）改称翰林医官局，掌管医之政令和医疗事务，掌供奉医药及承诏视疗众疾之事。所谓"承诏视疗众疾"，包括出宫赈灾防疫，向军队、学校等派遣医官。此外，官方医生的选拔、任用、修订本草、校定医籍、地方医疗等与医药相关的事务基本上都由翰林医官院领导或协调，这些做法加强了宋代政府对医药事业的统一管理。翰林医官院通常

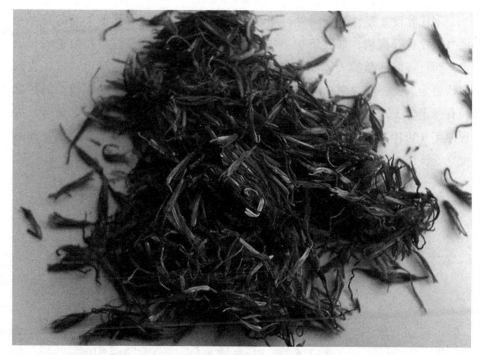

中药材红花

设院使、副使各 2 人，共同管理院事，下设直院 4 人、尚药奉御 6 人，并设医官、医学、祗候等职。翰林医官院初期并无定员，宝元元年（1038 年）规定总额 102 人；嘉祐二年（1057 年）规定翰林医官院自直院以下限额 142 人；宣和二年（1120 年），人员最高达到 1096 人。

对翰林医官的选拔，朝廷规定年龄必须在 40 岁以上，经过各科专业考试合格后才能任用。成绩最优秀者留翰林医官院，其他则分配任医学博士或外州医学教授。淳熙十五年（1188 年）后，又把医官考试对象扩大到各地民间医生，经过推荐、进修和一系列考试，按成绩授予各级医官衔。宋代翰林医官院的医官品阶较为复杂，宋徽宗于政和初（1111—1118 年）改医官之名，立医官 23 阶，在中国历史上第一次确立医散官阶衔，后为金、元等各代所效仿。宋代翰林医官院的设立，对于中央政府统一管理全国医药机构有很大作用。以后元代在此基础上，建立了完全意义上全国统一的最高医药管理机构——太医院。

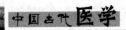

宋代除设立翰林医官院外，还在承袭唐制基础上建立其他类型的官办或民办医疗慈善机构，如安济坊、病囚院、漏泽园等。不仅种类和数量明显增多，而且规模逐渐扩大，设备和管理也有所进步。在医院管理上，宋代也较前代更为周密，注意对病人按性别、病种、病情轻重进行必要隔离。医护之间有一定分工，并且重视护理，病坊设有专人负责饮食、打洒、杂使等。大观四年（1110年）实行的安济法，是世界上早期颁布的济贫法。全国各州县设立安济坊，收容有病穷人。安济法还规定医务人员数量、级别升降标准等。病囚院则是官府专门为囚犯提供医疗活动的场所。设于崇宁三年（1104年）的漏泽园，是官府用以安葬无名尸体和家贫无葬地者的公共墓地。还设有慈幼局、养济院、福田院、保寿粹和馆等。各种医疗、慈善机构的设置，从不同侧面反映出宋代朝廷对医事管理和医政机构的重视。

尽管金代与宋代的医事制度相似，但金代设立主管医政的"太医院"，将

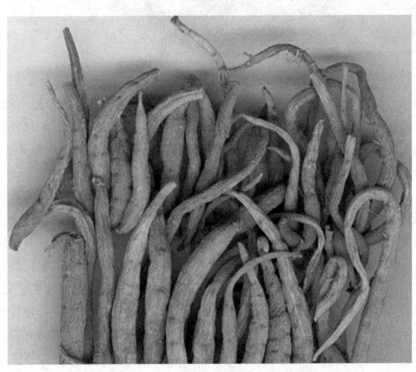

中药太子参

尚药局、御药院一起隶属于宣徽院管辖。金代太医院官员有提点、使、副使、判官等官职，掌诸医药，总管院事。金代医学分 10 科，额 50 人。凡某科医生满 10 人则设管勾一员，以医术精者充任。同时，金代太医院还设正奉上太医、副奉上太医、长行太医等一般医务人员，负责医疗。太医施治对象广泛，或直接服务于皇室贵族，或承诏为军旅及地方百姓看病。

元代沿袭金代太医院制度，设有太医院提点、使、副使等医官，总理天下医政，其最高长官为"太医院大使"，由此确立了对医药事务实引制度化管理。

元代除在京都及诸路继续设立养济院外，还建立了以伊斯兰、阿拉伯医学为主的官方医疗组织——广惠司及回回药物院，同时设置具有军队医院性质的安乐堂。广惠司的创立使得大量伊斯兰、阿拉伯地区的药材得以输入中国，被逐渐推广应用。

发展医学教育

宋代医学教育沿袭了唐代而又有所改革，政府将医学教育与医药行政管理分开。北宋初年，政府在太常寺下设立太医署；庆历四年（1044 年）范仲淹主政时，正式设立太医局，在招生、考试、学科设置等方面进行改革。熙宁九年（1076 年），太医局脱离太常寺建制，成为一个独立的医学教育的机构。

太医局规模逐渐扩大，嘉祐六年（1061 年），规定太医局学生为 120 人。王安石变法改革教育，创立并推广"三舍"升试法。所谓"三舍法"，即根据考试成绩优劣，将考生分为上舍、内舍、外舍三等，促进了医学教育发展。至元丰年间（1078—1085 年），学生名额已达 300 人，包括上舍生 40 人，内舍生 60 人，外舍生 200 人。太医局内设提举（校长）1 人，判局（副校长）2 人，并规定判局必须由知医事者为之，还在每科内设教授 1 人。太医局讲习《素问》、《难经》、《伤寒论》、《诸病源候论》、《太平圣惠方》、《神农本草经》、《针灸甲乙经》、《脉经》、《千金要方》、《千金翼方》、《补注本草》和《龙木论》等医药学理论和专业知识。除中央太医局之外，嘉祐六年（1061 年）后地方医学教育也逐渐兴起。各州郡都置医学博士教习医书，其规章多

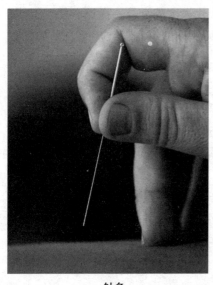

针灸

循太医局。

崇宁二年（1103年），对医学特别重视的宋徽宗在国子监中仿照太学，另外设立太医学教育。太医学将科目整合为三个大科：方脉科（大方脉、小方脉、风科）、针科（针灸、口齿、咽喉、眼、耳）、疡科（疮肿、折伤、金疮），同时又增加理论教学，如五运六气等。在我国教育史上，这是医学校第一次被正式纳入国家官学系统。崇宁三年（1104年）起，在各路、州、县均设地方医学，通过贡额考试向中央输送人才，初期学生多由儒学转来，"儒医"之称由此产生。

太医学虽然在宣和二年（1120年）废止，医学回归太医局负责，但这一时期的制度对南宋医学教育多生较大影响。

设立校正医书局

北宋是书籍由手抄转向版刻的转折时期。宋代之前多年的战乱，书籍散佚严重，宋政府因此多次组织大规模搜集、编修古籍工作。庆历元年（1040年）著成的《崇文总目》，标志宋代古籍整理校勘已达到较高水平。古医籍的整理修复也得到充分重视。宋以前，医书多靠手抄流传，出现不少错误。嘉祐二年（1057年），宋政府采纳大臣韩琦建议，在编修院中设置点校医学典籍的校正医书局，作为校对、整理和刊印医学书籍的专门机构，由掌禹锡、林亿、高保衡、孙奇等负责。

校正医书局设立后，宋政府在遴选校理人才方面十分严格，皆选儒医兼通之士，以保证古医籍校勘整理质量。林亿等整理刊行了《素问》、《伤寒论》、《金匮要略》、《金匮玉函经》、《脉经》、《针灸甲乙经》、《千金要方》、《千金翼方》、《外台秘要》等10余部重要医学经典著作，在各书序文中均对校勘过程作有简介。经过艰苦工作，宋以前一批重要医籍得以保存，并结束这些医学典籍伪书、杂乱传抄的历史，起到统一版本和定型化的作用，对后世医学发展产生深远影响。此外，林亿等的校语还为后世训诂学研究提供大量资料。

国家药局的创立

熙宁二年（1069 年），王安石推行新法，宋政府开始管理药物购销。熙宁九年（1076 年），宋廷在京都汴梁（今河南开封）开设太医局熟药所，又称卖药所，这是中国医药史上第一所以制作和出售成药为主的官办药局。药局"掌修和良药"，出售成药"以利民疾"，在很大程度上方便病家，且获利甚多，因此发展迅速。到崇宁二年（1103 年）已增至 7 所，其中 5 所仍名熟药所，两所则称为修和药所。政和四年（1114 年）后，熟药所更名为医药惠民局，后者改称为医药和剂局。其时，药局除在京都发展外，还被逐渐推广到全国各地，乃至边疆村寨。绍兴六年（1136 年），南宋政府在都城临安（今浙江杭州）重新建立 5 所药局，绍兴十八年（1148 年）改名为太平惠民局。不久，淮东等地相继建立药局，并延续到元代。

宋代官药局初具规模，建立较为完善的组织机构和规章制度。局内设有各级官员，监督成药制作过程和出售；对药材收购和检验有专人管理；对丸散膏丹等各种剂型的制作，除有专人操作外，还规定具体制作方法。药局还制订若干制度，规定所购药材必须保证质量，不能以次充好；成药须检验合格方能出售；强调对库存药材中变质霉烂者，必须立即处理；保证昼夜售药，如因失职而影响病家购药者，予以"杖一百"的处罚；遇有贫困或洪旱发生疫疾，无偿施给药剂等。官药局重视增加成药的种类和提

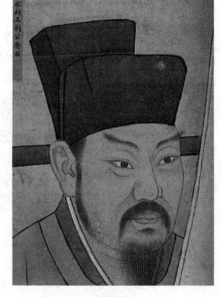

王安石

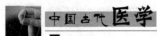

高药物的疗效，设专人研究药物炮制和修制，派遣专人收集民间有效单方、验方，使宋代成药研制水平达到新的高度。丸药制作方面，不但有常用的水丸、醋糊丸、酒糊丸和炼蜜丸，还使用甘草膏、阿魏膏、阿胶、猪胆、猪胰等作炼合剂。为使成药能够长期保存，药局还应用金箔衣、银箔衣、青黛衣、朱砂衣等多种丸药的挂衣剂。由于药局制作和销售的成药服用方便、易于携带，宜于保存，疗效较好，深受病家和医生欢迎。尤其天灾疾疫、兵荒战乱之时，成药的应用更为广泛。后人曾说："据症检方，即方用药，不必求医，不必修制。寻赎见成丸散，病痛便可安痊。"官药局的建立，是成药在宋代得以发展和盛行的重要保证，并对后世成药的发展作出重要贡献。

由于历史的局限，官药局难免存在诸多弊端。尤其自南宋以后，利益的诱惑使官药局官吏贪污腐败，贱买贵卖现象日益严重，逐渐把官药局演变成贪官污吏争逐的场所。但总体来说，宋代官药局开创性的历史地位和所起的积极作用，应予以充分肯定。

元代，主要药政机构是广惠司，在其属下设有回回药物院。同时也承袭宋制，在全国设立惠民药局，"自燕京至南京，凡一十路"，主要职责是制售成药，为贫民治病。

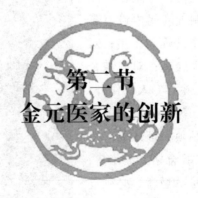

第二节
金元医家的创新

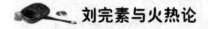刘完素与火热论

刘完素（1120—1200 年），字守真，号通玄处士。金代河间府（今属河

北沧州市）人，故后人称他为刘河间，其所创学派称为河间学派。刘完素自幼喜好医书，尤其推崇《内经》，认为"法之与术，悉出《内经》之玄机"，医术高明。行医于民间，金章宗完颜璟曾3次请他做官均不就，故赐号"高尚先生"。主要著作有《素问玄机原病式》、《素问要旨论》、《伤寒直格》、《伤寒标本心法类萃》、《宣明论方》、《三消论》，前二者最能代表其学术观点。《素问病机气宜保命集》、《伤寒标本心法类萃》相传亦为刘完素所作。

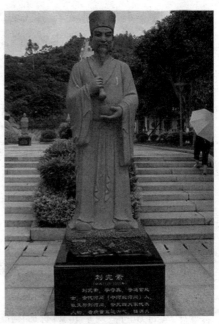

刘完素雕像

刘完素突出的学术思想是提倡"火热论"。在阐发火热与风、湿、燥、寒关系时，他认为六气中风、湿、燥、寒诸气在病理变化过程中皆能化热生火；而火热也往往是产生风，湿、寒、燥的原因之一。他强调火热在致病中的重要性，提出"六气皆从火化"。如风与火热关系中，风属木，木能生火，风又可助火，而热甚则导致抽搐等动风症状，即风与火热可以互相转化，风能化热，热极生风，从而主张治疗风热表证需用辛凉或甘寒解表法等。刘氏还提出"诸涩枯涸，干劲皴揭，皆属于燥"的燥邪病机，补充《内经》病机十九条的不足。他强调"五志过极皆为热甚"，指出五脏之志如太过，既可损伤肝、心、脾、肺、肾本脏，又能躁扰阳气致气血郁滞，化生火热，而火热亢盛反过来又可影响神明。

由于六气皆能化火，五志过极也可化热，故刘完素将病机十九条中属于火的10种病证扩大为23种，属于热的7种病证扩大为34种，共计57种，说明火热为病的广泛性。因此，刘氏突破《伤寒论》温药解表、先表后里、下不厌迟等成规，治疗善用寒凉之剂，将火热病证分为表证、表里同病、里证之类。主张用宣、清、通三法和辛苦寒药开发郁结、宣通气液，发明并总结出辛凉或甘寒解表、表里双解、攻下里热等治法证治火热证。创制防风通圣散、凉膈散、双解散、三一承气汤等清解表里热邪之剂。可见，刘完素对火热病证的治疗"补前人所未见，颇多创见"，故后世称之为"寒凉派"。

但是，刘氏临证并非一味寒凉，仍注重辨证论治，寒热温凉攻补之法，随证而施。他在《素问玄机原病式》明确提出："病气热则除其热，寒则退其寒，六气同法，泻实补虚，除邪养正，平则守常，医之道也"。刘完素还提出"脏腑六气病机说"、"玄府气液说"，阐述和完善了《内经》亢害承制理论，为中医理论的发展做出重要贡献。尤其对火热病证的论述，被后人称为"热病宗河间"。

对于"五运六气"学说，刘氏一方面主张"不知运气而求医，无失者鲜矣"；另一方面，也并不认为人体发病完全受五运六气的格式所支配，反对机械搬用，而强调"主性命在乎人"、"修短寿夭，皆人自为"。汉、唐、宋代对中风病多从外风立论，刘完素不受内虚邪中病机之束缚，提出热极也可导致中风，这是中风病因的重大突破，创制的三化汤、大秦艽汤、地黄饮子等治疗中风的方剂，对后世颇有影响。

张从正与攻邪论

张从正（约1156—1228年），字子和，号戴人，金代睢州考城（今河南兰考）人。曾任太医、军医，后辞归民间行医。自幼攻读医经，尤崇河间学说。撰有《儒门事亲》，凡15卷，其中前3卷为其亲撰，其他内容由麻知几、常仲明润色撰辑而成。张氏医学造诣很深，其施治方法非同寻常，以"治病者重在驱邪，邪去则正安，不可畏攻而养病"的"攻邪论"著称，被后世称之为"攻下派"。

张从正目睹当时医界嗜补之弊，精心研究《内经》、《伤寒论》等著作，结合本人长期临证经验，提出"病由邪生，攻邪已病"的论点。他认为人体得病都是邪气侵犯的结果，即"病之一物，非人身素有之，或自外而入，或由内而生，皆邪气也"。邪气由来虽然不一，或感受风、寒、暑、湿、燥、火六淫之气，或雾、露、雨、雹、冰、泥六邪，或酸、苦、甘、辛、咸、淡六味不节，其皆非人体所固有。因此，治疗当施以攻法，以速去其邪为首要，"邪去而元气自复"。张氏分析"攻邪已病"机理，提出"邪之中人，轻则传久而自尽，颇甚则传久而难已，更甚则暴死"。若先论固其元气，以补剂补之，真气未胜，而邪气则交驰横骛，而不可制。所以反复强调"先治其实，后治其虚"。张氏十分注重血气流通，认为血气壅滞也是邪气侵阻的结果，治疗也须先论攻邪。"陈莝去而肠胃洁，癥瘕尽而营卫昌"，邪去则正安。如寒则血行迟而少者，须先除其致病之寒，寒去则血行，血行则气和，气和则愈。

张从正攻邪方法主要是汗、吐、下三法，其应用范围非常广泛。凡具有疏散外邪作用的都为汗法，包括服用辛散解表药、灸、蒸、渫、洗、熨、烙、针刺、砭射、导引、按摩等，适用风寒邪气结搏于皮肤之间，藏于经络之内者。吐法，不单纯指药物催吐，而是包括引涎、漉涎、嚏气、追泪等上行之法，适用风寒宿食停滞胸膈之证。下法也不局限于泻下通便，凡是有下行作用的催生、下乳、磨积、逐水、破经、泄气等方法都属下法，适用寒湿痼冷、热客下焦者。张氏使用汗、吐、下三法除强调必须要辨阴阳、别表里、定虚实外，还告诫必须做到"中病即止"，以防耗伤正气。张氏并列举汗、吐、下三法的禁忌证。

张从正在理论上立倡攻邪，临证中善用攻下。但他并不废弃补养正气，提出"亦未尝以此三法，遂弃众法，各相其病之所宜而用之"，强调应用补法也须视病人之可补者，然后补之，提出有平补、峻补、温补、寒补、筋力之补和房室之补等。尤其重视食补，主张"养生当论食补，治病当论药攻"。此外，张氏运用情志疗法也颇有心得，善于利用情志制约、转移、适应法，治疗因情志过及所致疾病，被后人称为"以情易情"。《金史·列传第六十九》称赞他："精于医，贯穿

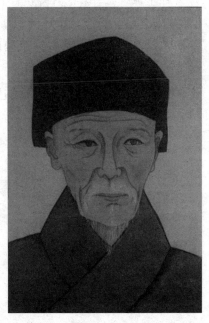

张从正

《素》、《难》之学，其法宗刘守真，用药多寒凉，然起疾救死多取效。"

李杲与脾胃论

李杲（1180—1251 年），字明之，晚号东垣老人，金代真定（今河北石家庄市正定县）人。出身富豪之家。因母病被庸医所误，乃发愤学医，拜张元素为师，尽得其传，终成一代名医。他重视脏腑辨证，精于制方遣药，尤注重脾胃功能对人体生命活动的重要作用，创立"脾胃内伤学说"，代表作有《脾胃论》、《内外伤辨惑论》、《兰室秘藏》等。

"内伤脾胃，百病由生"，是李杲的主要学术思想。他继承发挥《内经》"有胃气则生，无胃气则死"的观点，认为元气为人生之本，脾胃是气血生化之源，不仅"元气乃先身生之精气也，非胃气不能滋之"，而且人身其他诸气也都由胃气所化。因此强调脾胃伤则元气衰，元气衰则疾病所由生，从而把"土为万物之母"的观点引入更广泛的范畴，被后世誉为"补土派"。李杲把升降沉浮作为人体元气活动变化的规律，认为"升已而降，降已而升，如环无端，运化万物"。强调脾胃是元气升降的枢纽，脾胃不但将水谷精气灌溉四脏，滋养周身，同时也排出废物，从而推动脏腑精气上下流动，循环化生。其中，李氏更注重升发，认为只有升，才有降。反之，便会产生种种病变。

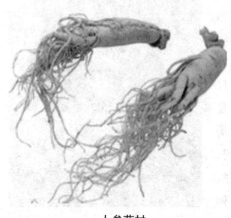

人参药材

各种内伤病中，阴火证是李杲阐述的主要内容。他认为元气和阴火具有互相制约的关系。脾胃虚弱，元气不足，则阴火独盛；元气充沛，阴火自降敛；故提出"阴火为元气之贼"、"火与元气不两立"、"一胜则一负"等观点，并具体分析导致阴火产生的种种情况。他还归纳造成脾胃虚弱、阴火亢盛的三个重要原因，即饮食不节、劳役过度和精神刺激。认为饮食、劳倦、情志三者，在形成内伤病过程中，往往错综交织。其中精神因素常起先导作用，显然与李杲所处时代有关。当时正值中原战乱，百姓饥饱失常、精神恐惧、劳役不断，都严重损伤脾胃元气，所以李氏内伤病因带有明显的时代特征。

李杲重视脾胃，强调其升发作用，因而在治疗上注重温补脾胃、益气升阳。尤其对中气不足所致阴火证，创立"甘温除热"法。即用甘温之剂补益脾胃，升其阳气，泻其火热。所谓"内伤不足之病，苟误认作外感有余之病，而反泻之，则虚其虚也""惟当以甘温之剂，补其中，升其阳，甘寒以泻其火则愈"。他所创制的补中益气汤、调中益气汤等，成为甘温除热的代表方。益气升阳是李氏的用药特点，但在阴火亢盛时，也每借苦寒药物从权施治，对苦寒泻火、解表泻火法也并不全弃。此外，李杲用升阳汤治疗气虚便秘，用圣愈汤治恶疮亡血之证，用黄芪当归人参汤治妇人经水暴崩，用黄芪汤治小儿慢惊风，用圆明内障升麻汤治白内障等，都反映出李杲的用药特点。

 知识链接

李杲"主对治疗"的主张

在临证用药方面，李杲主张"主对治疗"，即针对主要脉证制方用药，提出"时、经、病、药"四禁的用药准则，以及温食、减食、养食等食养事宜。其化裁张元素的枳术丸，用以治疗脾胃虚弱兼有积滞者。对脾胃实证，也采用峻剂攻下，可见李杲虽善于温补脾胃，但并不排斥其他治法。李杲创立的"脾胃论"，被誉为"医之王道"，对后世医家产生很大的影响。

朱震亨与相火论

朱震亨（1281—1358年），字彦修，著名医学家，金元四大家之一。元代婺州义乌（今浙江金华市义乌）人。世居丹溪，后人尊之为丹溪翁。早年习举子业，并粗通医术。36岁从朱熹四传弟子许谦为师，4年后因亲属多人殁于药误，于是弃举子业而学医，受业于名医罗知悌。尽受其术并旁通张从正、李杲之说，不仅在医学理论研究上具有很深的造诣，而且医术高超，很快名贯江浙。朱震亨撰有《格致余论》、《局方发挥》、《本草衍义补遗》、《金匮钩玄》等，前二书为代表作，而《丹溪心法》系后人将朱氏临证经验整理而成。

"相火论"是丹溪学说的重要内容。他认为自然界一切事物，包括人体生命活动都以动为主，而动则是相火作用的结果。所谓"天主生物，故恒于动。人有此生，亦恒于动，其所以恒于动，皆相火之为也。"但相火具有常与变的二重性。在正常情况下，人身相火寄于肝肾二脏，以肝肾精血为其物质基础，但与胆、膀胱、心包、三焦都有联系。故惟有裨补造化，以为生生不息，成为人体生理功能、生命活动的根本。相反，在异常情况下，相火动失其常，则又可成为疾病发生、病机逆转乃至死亡的主要原因。因此，朱氏一贯强调要保持相火的"动而中节"。对相火妄动的主要原因，朱氏认为有情志过极、色欲无度、饮食厚味等，并把"煎熬真阴，阴虚则病，阴绝则死"作为相火妄动致病的病机。由此可见，朱氏有关相火的理论，既补充了刘完素的"火热论"，又发展了李杲的"阴火说"。

"阳有余阴不足论"是朱氏的主要

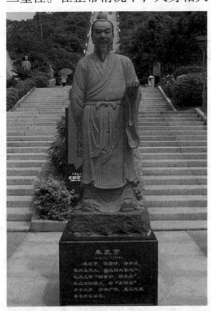

朱震亨雕像

学术思想，是他关于人体阴阳的基本观点，与"相火论"密切相关。朱氏运用"天人相应"理论，分析天地、日月、阴阳状况，观察人身生命发生发展过程中的生理现象，从而得出这一结论。他领悟到人身阴气难成而易亏，人的视、听、言、动都需要阴气供给，故人身在生理状态下已存有阳有余阴不足，更况"人之情欲无涯"，使本来就易动之相火"翕然而起"，必将进一步耗伤阴精，导致阴精虚损之病变。故在治疗中，朱氏创用滋阴降火法，强调补阴即火自降，泻火即以补阴，临证善用大补阴丸等滋阴降火之剂，被后世称为"滋阴派"。

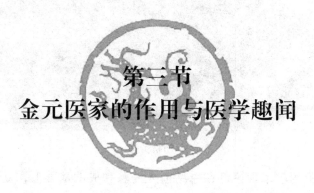

第三节
金元医家的作用与医学趣闻

主要医学名家与医疗趣闻

金元时期，刘完素、张元素、张从正、李杲、王好古、朱震亨等医家的出现，以及所提的不同学术主张，极大地推动了中医理论的发展，在中国医学史上具有重要地位。金元医家学术成就的取得，除了勤求古训、继承前人之说外，关键在于有创新之举。他们不被经典和古人之说所限，大胆提出自己的见解，经过长期临证实践的检验，终被后人认可，成为中医理论的重要内容。他们所创立的各种学说，理论上标新立异，改变了泥古不化的状况，打破因循守旧、一味尊古的局面，开创中医学术讨论、交流和争鸣的先河，促进中医理论的研究和发展，为不同学术流派的形成奠定了基础。

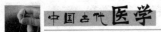

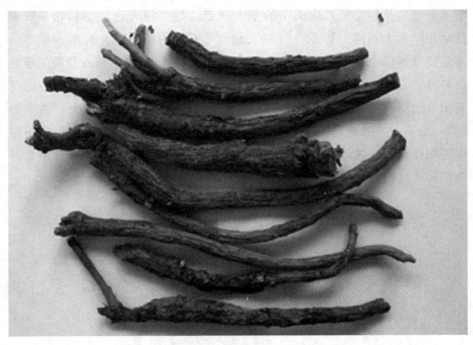

中药材黄芩

金元医家的学术理论都在总结前人经验和成就基础上，立足本人所处环境，结合自己临证实践而提出，具有继承性和创新性。当然，也存在一定的局限性，而正是这些不足，也促进了后世新理论和新学说的不断产生。

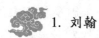 **1. 刘翰**

刘翰（919—990 年）是北宋医官，沧州临津人（今河北临津）。曾在后周时任翰林医官，公元 954 年献《经用方书》30 卷、《体集治世论》20 卷。公元 963 年宋朝太常寺考试医官，以刘翰为优。公元 972 年任尚药奉御。公元 973 年宋太宗诏详定本草，刘翰和马志、翟煦、张景、吴夏珪、陈昭遇等人共同集修，编成《开宝新详定本草》20 卷，公元 979 年升为翰林医官使。

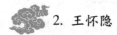 **2. 王怀隐**

王怀隐，宋代睢阳（今河南省商丘县）人。初为道士，后住河南的建隆观，精通医学。太平兴国初（976 年）诏令还俗，为尚药奉御，后任翰林院医官使。公元 978 年，宋朝廷组织编修方书，命王怀隐、王祐、郑奇、陈昭遇等，广泛收集历代名方和民间验方，加以整理分类，于 992 年编成《太平圣惠方》100 卷。

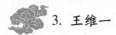 **3. 王维一**

王维一（约 987—1067 年）又名王维德，北宋著名针灸学家，曾任太医局翰林医官。公元 1023 年奉命编修针灸书籍，对古代有关针灸的记载和针灸孔穴模型图详细加以考订，并将历代针灸穴位反复实践的丰富经验进行系统总结，于公元 1026 年编成《铜人腧穴针灸图经》3 卷。公元 1029 年设计并主持铸造针灸铜人两具，对我国针灸学的发展有较大贡献。

4. 林亿

林亿，宋熙宁间（1068—1077 年）人，精通医术，为光录卿直秘阁。宋朝廷设立校正医书局，仁宗赵祯命林亿、掌禹锡、高保衡等校订医书。历经 10 多年，完成《素问》、《灵枢》、《伤寒论》、《金匮要略》、《脉经》、《诸病源候论》、《千金要方》、《千金翼方》、《外台秘要》等大型古典医籍的校订，他在医学史上有很大的功绩。

5. 钱乙

钱乙（1035—1117 年），字仲阳，宋郓州（今山东郓城）人。北宋著名儿科学家。钱乙父名颖，亦善医术，外出不归，母又早逝，是个孤儿。他幼年时寄养在他的姑母家中，成年后随其姑父吕氏学医。由于刻苦钻研，重视临床实践，成为杰出的儿科专家。公元 1078—1085 年间，先后治愈长公主及皇子病，授予翰林医学，继升任太医丞，后因病辞退。他

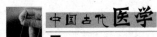

读书很多，专业小儿科 40 年，积累了丰富而宝贵的临证经验。其理论和临床经验，经学生阎孝忠加以收集整理，于公元 1114 年编成《小儿药证直诀》。钱乙除善于儿科外，对于本草诸书，亦有研究，著有《伤寒指要》、《婴孩论》等若干卷，均已失传，终年 82 岁。

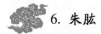

6. 朱肱

朱肱，字翼中，号无求子，晚又号大隐翁，乌程（今浙江吴兴）人。1088 年朱肱中过进士，因曾作过奉议郎的官，所以又被称为朱奉仪。但他不愿做官，后隐居杭州，专心研究仲景学说数十年，将《伤寒论》各证分类，设为百问，加以解答，于公元 1108 年写成《伤寒百问》。公元 1114 年宋王朝提倡医学，起用为医学博士。

朱氏的著作，主要是《南阳活人书》，该书初名《伤寒百问》，1118 年将《伤寒百问》重加校正，并加附方，刻为《南阳活人书》20 卷。

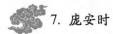

7. 庞安时

庞安时，字安常，北宋蕲州蕲水（今湖北浠水）人。约生于 11 世纪后期（公元 1042—1100 年），卒时 58 岁。他出生在一个世医家庭，8 岁时能过目不忘，开始他父亲让他学《脉经》，他认为太浅不够深奥，感到不满足。20 岁时得病耳聋，他便读《太索》、《灵枢》、《甲乙经》诸书，只要读过，都能贯通。尤精于伤寒，为人治病，十愈八九。有人登门求诊治的，令居住其家调治，亲视饮食药物，必待病人全愈而方回，救活人无数。他的著作，主要有《伤寒总病论》，其他还有《难经解义》、《本草补遗》等书行世。

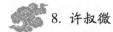

8. 许叔微

许叔微，字知可，宋真州白沙（今江苏仪征）人，约生于公元 1079—1154 年。幼年时家贫，由于连遭时疫，父母相继病死。成年后精心研究医学，遇有病人求诊，不问贫富，均细心为人治疗，治愈无数患者。公元 1132 年科举考中进士，曾任徽州、杭州教官及翰林学士，故后人又称他许学士，卒年不详。

他对伤寒很有研究，著作有《伤寒百证歌》、《伤寒发微论》、《伤寒九十论》等，对张仲景《伤寒论》的辨证论治理论有进一步的阐发和补充。他善于化裁古方，创制新方。到晚年他将平生应用的验方和医案，整理编成《类证普济本事方》，颇切实际。

治 "乳疮" 良药蒲公英

古时候，有一大户人家的小姐忽然得了乳疮（急性乳腺炎），乳房又红又肿，疼得坐立不安。在封建礼教下，小姐羞于开口，不敢让别人知道，一直强忍着。后来，终于被母亲发现了，母亲以为女儿有越轨之事，骂道："不要脸的东西，竟然得这种见不得人的病，真是给爹妈丢人啊！"小姐听出母亲话中有话，觉得母亲对自己犯了疑心，又羞又气，可又无法说清楚，于是心一

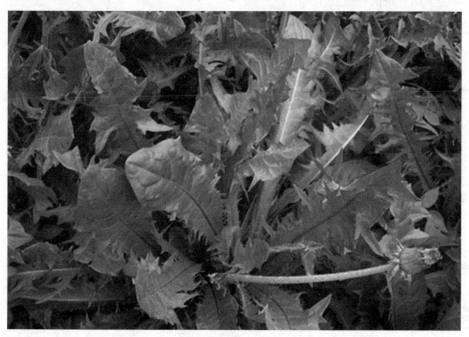

蒲公英

横，趁夜深人静独自出走，来到江边投江自尽。

正巧，江上有一条渔船，船上有一个姓蒲的老渔翁和女儿趁着月光在撒网捕鱼。见有人投江，渔家姑娘忙跳入江中把小姐救起。问其原由，小姐把患乳疮的事告诉了渔家姑娘。姑娘将此事转告老渔翁，老渔翁想了想，对女儿说："明天你给她采点药去。"

第二天，渔家姑娘按老渔翁的指点，从山上挖回一种有锯齿状长叶、长有白绒球的野草，熬成药汤给小姐喝。过了几天，小姐的病就好了。

小姐的父母听说小姐投江自尽，知道冤屈了女儿，又悔又急，忙派人到处寻找，终于在渔船上找到女儿。小姐哭别渔家父女，老渔翁让小姐把剩下的草药带着，嘱咐她如再犯病时再煎水服用。小姐给渔翁磕了3个头，回家去了。

后来，小姐叫人把草药栽种在花园里。为了纪念渔家父女，因为只知老渔翁性蒲，尊称蒲公，姑娘叫英子，她就给这种药取名为"蒲公英"。从此，蒲公英治乳疮的疗效就传开了。

蒲公英是菊科属多年生草本植物，味苦甘，性寒，有清热解毒、消肿散结等功效，治疗妇女乳腺炎，水煎服或捣烂外敷，均有很好的疗效。

大文豪欧阳修与车前子

宋朝大文豪欧阳修在宋仁宗时被任命为"参知政事"，这是一个相当于宰相的高官。

新官上任，本来就比较繁忙，加上欧阳修久有大志，如今身居高位，正可施展抱负，干一番轰轰烈烈的事业。不料天公不作美，欧阳修任职不久，就因饮食不慎而患"暴泻"病，日泻十余次，苦不堪言。

消息传开，宋仁宗皇帝当天即下旨令太医局的御医为欧阳修诊治。文武百官更是趁机巴结，纷纷到相府探病，推荐名医。可是，尽管名医高手们多方用药，欧阳修却依然暴泻不已。数日间便把这个原来体魄健壮的大学士折磨得骨瘦如柴，气息奄奄。欧阳修自己也已经绝望，暗中已在盘算如何安排

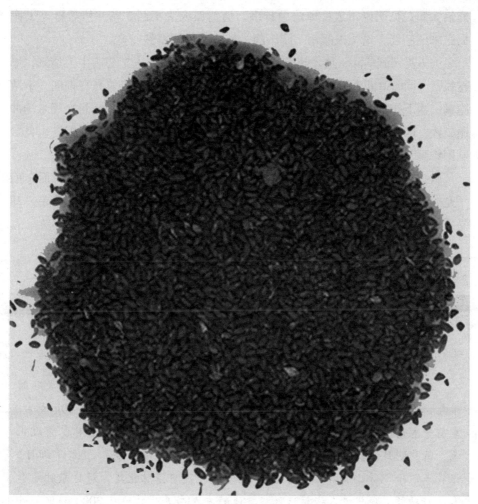

车前子

后事了。

　　欧阳修的妻子见丈夫病重，心中非常焦急。一天，她偶然听丫环说，离相府不远的街市上，有一家小药店，专卖3文钱一帖的止泻草药，非常有效。抱着一线希望，她把这消息告诉丈夫，建议也买点来试试。欧阳修听罢摇了摇头，不以为然地说："吾辈的脏腑与市井小民大不相同，岂可服用那种低贱的草药！"夫人听后却并不死心，她出生于贫民家庭，深知草药也

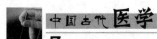

能治大病。见明说不成，即暗中行事。悄悄派人去买回3帖，然后冒充太医局送来的新药，请丈夫服用。刚服药一帖，其病便霍然而愈。

夫人见药到病除，这才吐露了实情。欧阳修立即派人把药店主人请来，厚赠钱财，同时追问方中所用何药。卖药人既见赏赐丰厚，更兼高官询问，不敢隐瞒，当下如实回答说："所用之药只有车前子一味，研为细末，每次用米汤冲服二钱，因车前子能通小便，利水道，水道利则清浊分，清浊分则泻自止矣。"欧阳修听了频频点头。从此，他再也不敢自诩高贵，瞧不起市井小民了。

根据中医理论，腹泻的一个重要治疗原则是"利小便以实大便"，而车前子是一味利水中药，正好切合这一治法。可见治愈欧阳修的药方虽简单，却是符合中医理论的治泻妙方。

 知识链接

车前子的最早应用

车前子是多年生草本植物车前的成熟种子，在夏、秋两季种子成熟时采集，晒干，搓出种子，除去杂质，炒后备用。一般用量为每日10g左右。车前子入药很早，《神农本草经》即有收载，说它是"利水通淋、除湿止泻、清热明目的良药"。《名医别录》说它"明目、序赤痛"。《本草纲目》记载车前子"导小肠热，止暑湿痢"。车前子还可清肺化痰，对目赤肿痛也有良好功效。唐代诗人张籍患眼病，他的友人韦开州特地从3000余里之外的开州给他寄来当地中午采集的车前子。张籍请教多位中药师傅，个个都告诉他"这种车前子治疗眼病最神效"。张籍深受感动，便作诗致谢。他在题为《答韦开州寄车前子》的诗中写道："开州午日车前子，作药人皆道有神。惭愧使君怜病眼，三千余里寄闲人。"张籍按医嘱服药，果然眼病治愈。

善用经典出奇制胜的李东垣

南宋时期，著名中医专家李东垣擅长使用温补脾胃之法治疗各种疾病，他所著的《脾胃论》，至今仍是指导中医临床的重要著作。李东垣的可贵之处，在于他不仅擅用补益脾胃之方药，而且在临床上经常联系实际研读中医经典，在经典的指导下用药"出奇制胜"，挽救了许多危重病人。

一次，开封汴京的一位官员王善浦患了严重的尿闭症，开始尿量极少，慢慢渐至小便点滴不通，患者腹胀如鼓，眼珠突出，膝以上皮肤坚硬欲裂，无法进食。家属请来的几位医生，都给其服用甘淡渗泄的利尿药物。利尿药虽服了不少，但尿液依然点滴难排，患者生命已危在旦夕。

眼看病情越来越重，病家慕名请到李东垣上门诊治。李东垣仔细把脉诊察后，又翻阅了以前医生所开的药方，感到对如何用药尚无把握，只好对病人家属说："这个病太复杂，按一般常法用药不能奏效，须得深思熟虑，让我回家再想想吧。"家属见他说得在理，也就同意了。

李东垣回家后，反复思考病人的脉、症及用过的方药，冥思苦想半天，仍未得其解。夜已很深，李东垣干脆和衣而卧，默诵《黄帝内经》。半夜，他突然从床上跃起，连声自语道："有办法了！"

李东垣想出了什么办法呢？原来，当他默诵《黄帝内经》中的名句"膀胱者，州都之官，津液藏焉，气化则能出矣"时，想到病人小便排不出，是气化不利的缘故。但前面的医生都已用过甘淡渗泄的利尿助阳药，本能促其气化，为什么却无效呢？李东垣这时又想到了唐代医学家王冰注释《黄帝内经》的名句："无阳者，阴无以生；无阴者，阳无以化。"终于悟出了其中的道理：气化过程靠阴精与阳气共同作用完成，甘淡渗利药虽能化阳，但病人久病阴液大伤，有阳无阴，气化仍不能正常进行，故病人尿液无法排出。

第二天一早，李东垣又来到病人家中，在甘淡渗利药中加用了大量滋阴中药，使药方助阳与养阴并重。果然，病人服药后尿量渐渐增加，服药5剂后排尿恢复正常，其他症状也随之消失。

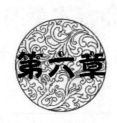

明代的医学

　　明代医药学在实践和理论方面均取得新的发展，基础理论和临床各科进入全面、系统的总结阶段，中医药学传统理论和实践经过长期检验和积淀，不断创新，逐步趋于完善和成熟。这一时期，名医辈出，医学名著明显增多。这一时期，外国来华学习中医或我国把中医药学传到国外的人数与次数均有所增加，西方医药学传到中国也日益增多。中外医药交流以朝鲜、日本及欧洲国家较为突出。凡此种种，都对明代医学有很大推动作用。

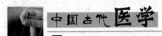
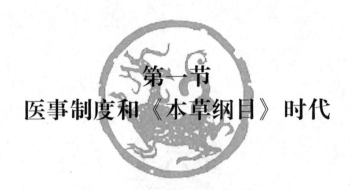

第一节
医事制度和《本草纲目》时代

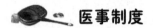
医事制度

朱元璋"整饬吏治，以严治督百官"，同时也加强医药管理。明代沿袭前制，设有太医院及生药库。太医院设院使、院判、吏目、御医、医士、医生，还有惠民局大使、副使，生药库大使、副使等。太医院既是朝廷医疗保健机构，又是最高医药行政管理机构，还是国家医学教育机构。太医院医疗保健的服务对象包括帝后、文武大臣以及外国使节等，同时太医院负责医学教育、以及实施医学人才选拔、医官任免与派遣、祭祀名医等，并负责药品采办、调拨及管理等事宜。

1. 医学分科

明代医学分13科，《明史》载："曰大方脉、曰小方脉、曰妇人、曰疮疡、曰针灸、曰眼、曰口齿、曰接骨、曰伤寒、曰咽喉、曰金镞、曰按摩、曰祝由。"即内科、儿科、妇产科、外科、针灸科、眼科、口齿科、骨伤科、伤寒科、咽喉科、创伤科、按摩科与祝由科。同元代相比，风科改为伤寒，金疮分为金镞和疮疡，杂科改为按摩，取消禁科，这些变化更符合临床需求，也反映了医学的进步。太医院要求每科由一至数名御医或吏目掌管，下属有医士或医生。

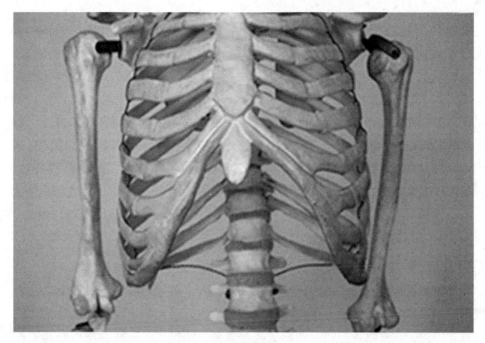

骨架模型

 2. 医疗诊治

太医院御医每天分两班在内府御药房值班，为皇帝及内宫嫔妃服务，遇皇帝出巡，须随行跟从。各亲王府、藩王府及接待外国使节的会同馆遇有疑难重病，也常上奏皇帝，由太医院奉旨派员诊治。全国各府、州、县医疗机构中的医官，均由太医院考核委派。如发生疫情，太医院可向军队、边关隘口、监狱等处派遣医疗人员。

 3. 祭祀名医

明代于每年三月三日或九月九日通祭三皇。洪武二年（1369年）以十大名医从祭。嘉靖年间（1522—1566年），于太医院建景惠殿，中奉三皇和四配，东西厢殿共有28位名医配祭，包括扁鹊、淳于意、张仲景、华佗、王叔和、皇甫谧、葛洪、巢元方、孙思邈、王冰、钱乙、朱肱、刘完素、张元素、

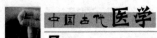
朱震亨等人。礼部官员每年春秋两季主持祭祀，太医院官员分献祭品。太医院东、西药房的药王庙和圣惠殿的祭祀，都由太医主持。

 4. 药物管理

太医院设有药品采办、收藏保管等制度。皇帝用药，须御医、内臣、药局联名封记，详细记录年月、缘由等，并各签字印章以明职责。宫廷设有御药局，主要监制御用药饵，监管收储各地进贡的名贵药材。设有御药房，由提监、太监理事，分两班掌管御用药饵。还没有东宫典药局，专为太子服务。

 5. 地方医事制度

明代府、州、县均设专职医官。府设医学正科 1 人，州设典科 1 人，县设训科 1 人，负责辖区内医药行政和医学教育。各地还设有惠民药局以及养济院、安乐营、育婴所等社会福利机构。地方惠民药局，是平民诊病买药的官方机构，掌管贮备药物、调制成药等事务，军民工匠贫病者均可在此求医问药。遇疫病流行，有时免费提供药物发放。

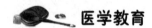

医学教育

 1. 分科教学

按太医院 13 科分科教学，由教师担任教习，医官、医生各选定专科进行学习。教材有《素问》、《难经》、《脉诀》等经典以及各科重要方书，须熟读精解。

 2. 考试制度

医学生每年分 4 季考试，3 年大考一次，考试合格者一等为医士、二等为医生；不及格者可学习 1 年再补考。3 次考试不及格者，黜免为民。明代比较重视基础医学教育，经考试充任医士、医生后，还要继续学习专科并参加考试。5 年考试成绩均属优等者，予以升授。

通过外访保举医士，补充太医院，确保太医院医官的质量。不少名医曾被举荐进太医院，如戴思恭、楼英、薛铠、李时珍、龚廷贤、徐春甫、吴篪、马莳等都在太医院任过职。

3. 地方医学教育与民间医学教育

明代府、州、县均设医学机构，主管地方医药行政和医学教育，府设正科从九品，万历年间（1573—1619 年）州县医官也从九品，一定程度上促进了地方医学教育的发展。民间医学教育，主要采用家传或师徒传授形式。不少世医将自己经验编写成简易实用的医书，作为教材传授子弟，起到普及医学知识的作用，有助于提高医生素质。

《本草纲目》 以前的药物学著述

1. 《本草发挥》（1384 年）

徐用诚编撰。作者徐用成字彦纯，明初山阴（今浙江绍兴）人，朱丹溪之弟子。他对张洁古、李东垣、朱丹溪、成无己等有关本草的论述进行收集、整理编辑成书，其特点多偏重于药理论述。明初的医生，多以此为用药的根据。

2. 《救荒本草》（1406 年）

朱橚编撰。朱橚是朱元璋的第五子。他派人采访、调查各种植物，并在自己园圃中种植观察，选定可供灾荒时食用的植物 414 种，记述其名称、产地、形态、性味、加工烹调法，编辑成书，定名为《救荒本草》。为了便于辨认，他还特请画师将它们的枝干、花、叶、果实等绘图于书中。它既是 15 世纪初我国一本药、食两用的植物学著作，也是一部植物学图谱，在农学、医

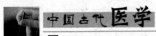

药学及植物学上均有较大的价值，书中有 276 种植物是以往本草书所未收载的。

 3. 《滇南本草》（约 1476 年）

兰茂编撰。作者云南杨林人，兰茂是喜爱本草学知识。他有感于滇南地区特产的一些植物花草往往不为人所识，通过对本地区各种植物的药用效能的研究后，编辑成此书，载药 400 余种，土茯苓、川贝母等为本书所首载。此外，还记载了一部分滇南地区少数民族的医药经验。因此，本书是一部很有特色和价值的地方性本草学专著。

 4. 《本草集要》（1492 年）

王纶编撰。王纶是浙江慈溪人，"弘治"年间举进士，本不业医，做过湖广一带大官。《本草集要》分 3 部：上部一卷为总论，中部五卷，下部两卷。据自序说，中部"取本草及东垣丹溪诸书，参互考订，删其繁芜，节其要略"而成；下部"取药性所治，分类十二门……以为临病用药制方之便。"十二门为气、血、寒、热、痰、湿、风、燥、疮、毒、妇科、小儿，这种将药物按性能分类，发展了陶弘景的通用药分类法。

 5. 《本草蒙筌》（1565 年）

陈嘉谟编撰。他根据《本草集要》次序，结合自己的经验，经 7 年 5 易其稿编成此书，载药 742 种，其中 447 种详述其气味、产地、采集、加工、贮藏与治疗。具有消食功效的鸡内金、行气止痛的青木香等，首见于此书读书。所介绍的某些药物的特殊贮藏法，如"人参须和细辛，冰片必同灯草，麝香宜蛇皮裹，硼砂共绿豆收，生姜择老砂藏，山药候于灰窖"等，是很宝贵的经验。该书内容不少是采用韵语对仗写成，便于诵记。李时珍曾评价此书说："间附（作者）己意于后，颇有发明，便于初学，名曰蒙筌，诚称其实。"

李时珍与 《本草纲目》 的重大成就

在中国医学史上，《本草纲目》是一部内容丰富、论述广泛、影响深远的医药学巨著，作者是李时珍。

李时珍（1518—1593 年），字东璧，晚年号濒湖山人，蕲州（今湖北蕲春县）人。祖父为铃医，父李言闻（号月池）为当地名医。李时珍少年时期阅读过一些医籍，曾跟随父亲诊病帮抄药方。但当时医生的社会地位低下，李言闻不愿李时珍以医为业，而要他走科举道路。李时珍 14 岁考中秀才，其后 3 次赴乡试均不第。23 岁后，李时珍放弃再考科举，跟父亲学医。由于他刻苦钻研医理，用心吸取前人医疗经验，并且善于发挥自己的创造性，加上对病人富有高度同情心，所以他行医时不仅疗效好，而且医德很高尚，声誉卓著。至 30 岁时，诊断并医好了楚王（朱英㷿）儿子的"虫病"，立即被楚王府聘请为"奉祠"，掌管"良医所"事务。后又被荐举到北京"太医院"任"院判"，但是，他对功名利禄的生活并不感兴趣，任职一年后便托病辞归。

李时珍在行医过程中，发现以往的本草书中存在着不少的错误、重复或遗漏，"舛谬差讹、遗漏不可枚数"，深感这将关系到病人的健康和生命，因此决心要重新编著一部新的本草专书。于是他从 34 岁起，开始着手进行了这项工作。他"渔猎群书，搜罗百氏。凡子史经传，声韵农圃，医卜星相，乐府诸家，稍有得处，辄著数言"。除认真总结吸收前人经验

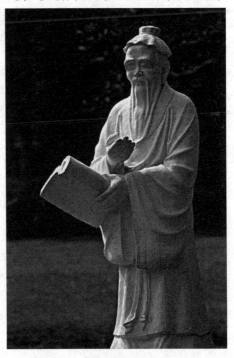

李时珍塑像

成就外，他还向药农、野老、樵夫、猎人、渔民等劳动群众请教，亲自到深山旷野考察和收集各种植物、动物、矿物标本。而且，对某些药物他还亲自栽培、试服，以取得正确的认识。经过27年的辛勤努力，他参考了800余种文献书籍，以唐慎微的《经史证类备急本草》为基础，进行大量的整理、补充，并加进自己的发现与见解，经过3次大的修改，至1578年60岁时终于编著完成《本草纲目》这部巨著。

《本草纲目》全书52卷，是我国古代文化科学宝库中的一份珍贵遗产，具有多方面的重要成就。

（1）总结了16世纪以前我国的药物学。《本草纲目》对药物广泛收载，多达1 800余种，较《证类本草》所载药物1 500余种，增加了300余种。书中附有药图1 000余幅，药方1万余个。它对16世纪以前我国药物学进行了相当全面的总结，是我国药学史上的重要里程碑。

（2）纠正了以往本草书中的某些错误。如把实为两药而被混为一物的葳蕤与女萎分清；把同是一物而被误为两药的南星与虎掌更正；把被误为兰草的兰花、被误为百合的卷丹区分开；把被误列为草类的生姜、薯蓣归为菜类等等。

（3）提出了当时最先进的药物分类法。对药物的分类，李时珍按照"从贱至贵"的原则，即从无机到有机、从低等到高等，基本上符合进化论的观点，因而是当时世界上最先进的分类法。他把药物分为水、火、土、金石、草、谷、菜、果、木、器服、虫、鳞、介、禽、兽、人共16部，包括60类。每药标正名为纲，纲之下列目，纲目清晰。

（4）系统地记述了各种药物的知识。《本草纲目》对每种药物的记述，包括校正、释名、集解、正误、修治、气味、主治、发明、附录、附方等项，从药物的历史、形态到功能、方剂等，叙述甚详。尤其是发明这项，主要是李时珍对药物观察、研究以及实际应用的新发现、新经验，这就更加丰富了本草学的知识。如三七的功效，李时珍总结为"止血、散血、定痛"，这是很符合实际的高度概括。又如延胡索止痛、大风子治麻风等功效，李时珍都给以明确的肯定。

（5）纠正了一些反科学的见解。李时珍通过科学的总结，批判了以往记载服食水银、雄黄可以成仙的说法，纠正了一些反科学的见解。例如水银，李时珍指出："大明言其无毒，本经言其久服神仙，甄权言其还丹元母，抱朴子以为长生之药。六朝以下贪生者服食，致成废笃而丧厥躯，不知若干人矣！方士固不足道，本草其可妄言哉？"他还对"草子可以变鱼"等一些反科学见解给予了说明更正。

（6）丰富了世界科学宝库。《本草纲目》不仅对药物学作了详细记载，还对人体生理、病理、疾病症状、卫生预防等作了不少正确的叙述，而且，它还综合了大量的科学资料，在植物学、动物学、矿物学、物理学以及天文、气象等许多方面有着广泛的论述，因而对上述各方面都做出了重要贡献，丰富了世界科学宝库。

（7）辑录保存了大量古代文献。《本草纲目》所引载的 16 世纪以前的文献资料，有些原书后来佚失，但由于《本草纲目》摘录记载，使某些佚书的资料得以保存下来。

总之，《本草纲目》的贡献是巨大的。但是，限于历史条件，作者也存在错误之处。例如，他相信"烂灰为蝇"、"腐草为萤"及妊妇食兔肉"令子缺唇"等不科学的说法；赞成"古镜如古剑，若有神明，故能辟邪魅忤恶"的无稽之谈；宣扬寡妇床头尘土治"耳上月割疮"的封建迷信之说等。然而，总的来说，李时珍的成就是主要的。《本草纲目》自 1596 年第一版刊行后，屡经再版，影响深远，并且很早就流传到朝鲜、日本等国，还先后被全译或节译成日本、朝鲜、拉丁、英、法、德等文字。鲁迅对《本草纲目》曾高度评价为"含有丰富的宝藏"和"实在是极可宝贵的"。1956 年，当时中国科学院院长郭沫若对李时珍的崇高题词为："医中之圣，集中国药学之大成，本草纲目乃一八九二种药物说明，广罗博采，曾费三十年之殚精。造福生民，使多少人延年活命，伟哉夫子，将随民族生命永生。"李时珍的名字及其业绩，将永载史册，与世长存。

除《本草纲目》外，李时珍还著有《濒湖脉学》、《奇经八脉考》，丰富了脉学与经络学说的内容。

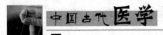
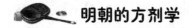

明朝的方剂学

随着临床各科实践经验的不断积累和药物学的发展，明代医家在研制医方方面作了大量工作，不仅各种方书陆续问世，而且医家越来越重视方剂与理法及药物的研究。综观这一时期代表性的医方，便可窥其一斑。

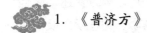

1. 《普济方》

约成书于永乐四年（1406 年）由朱橚与医学教授滕硕、长史刘醇合作编纂，该书原 168 卷，清代《四库全书》改编为 426 卷，分为 1960 论、2175 类、778 法、239 图，收方 61739 首，集 15 世纪前方书之大成，是我国古代现存最大的一部方剂专著。该书编次分别为方脉总论、药性总论、五运六气、脏腑总论、脏腑各论、伤寒杂病、外科、骨伤科、妇产科、儿科、针灸等，还介绍按摩、导引、气功等疗法。全书近 1000 万字，卷帙浩繁，不仅对明以前医方进行比较系统、全面的收集整理和论证研究，还兼收传记、杂说及道藏、佛学等有关记载。《四库全书总目纲要》指出："是书于一证之下备列诸方，使学者依类推求，于异同出入之间得以窥见古人之用意，因而折衷参伍，不至为成法所拘。"20 世纪后期曾两次出版，颇受医界重视。该书辑佚搜遗，资料十分丰富，不仅在中医方剂史上有重要价值，在保存古代医学文献上也有很大贡献。所记载的各种病证，也为研究明初及明以前的疾病史提供可贵资料，更对临床治疗具有很大参考价值。

2. 《医方考》

撰者吴崑（1552—1620 年），字山甫，号鹤皋，歙县（今属安徽黄山市）人，于万历十二年（1584 年）撰成《医方考》6 卷。该书按病证分为中风、伤寒、泄泻、痢疾、痰饮等 72 门，选择历代常用方剂 700 余首，除去重复及单味药外，实有 560 余首。每列一证，先述病因，次辨诸家治法，然后列举名方。该书对方剂命名、配伍、方义、功效、适应证、加减应用、禁忌等论述，简明扼要，条理清楚，因证致用，有较高参考价值。《医方考》成书后，连续刊印近 10 次，流传较广，是明代颇有影响的方剂代表作之一。清代诸多医方著作，多受之启迪。

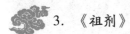 3. 《祖剂》

撰者施沛（1585—1661 年），字沛然，号元无子、云间一鹤道人，华亭（今上海松江区）人。成书于崇祯庚辰年（1640 年），全书 4 卷，辑历代名方843 首，其中主方 75 首、附方 768 余首，是方书中采用类方体例的代表作。该书宗《内经》之要，以仲景方为祖，选《和剂局方》及宋、元、明诸医家名方加以归类叙述。对所选方剂追源溯流，俾于对其有宗有祖可考。如在《灵枢》半夏汤之后，将仲景的大半夏汤、小半夏汤、半夏散及汤、半夏生姜大黄汤、半夏麻黄丸、小陷胸汤、生姜半夏汤、半夏干姜散等，归于一类集中介绍，有的方剂予以注释或按语。该书对学习古代方剂，了解其源流颇有参考价值。

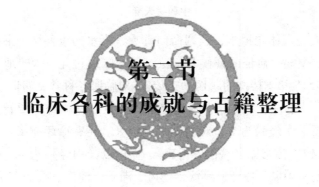

第二节
临床各科的成就与古籍整理

内科的成就

明代的内科继承了宋元医学的学术成就，是有相当发展的。其中如公元1529 年薛己的《内科择要》，继承东垣学术思想，用药多偏于温补。公元1617 年赵献可的《医贯》，在学术思想上又推崇薛己，阐发薛己医案的理论，

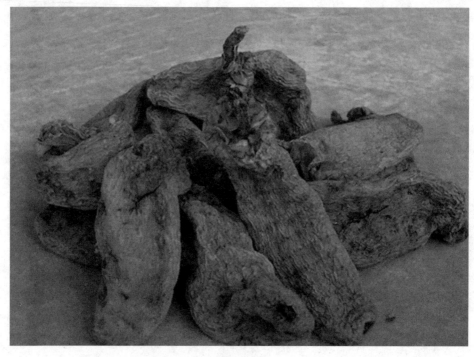

中药材天麻

认为命门之火是人体之根本，强调命门真火、真水的重要性。书的内容分述中风、伤寒、温病、血证的证候与治法，以八味地黄丸、六味地黄丸为主要方剂。公元1515年虞抟撰的《医学正传》，对临床各科常见病证，以证分门，每门先论证，次脉法，次方治。所论诸证，总论以《内经》要旨为提纲，证治则以朱丹溪学术经验为本，对后世影响很大。还有徐彦纯撰，刘宗厚续增的《玉机微义》。该书原名《医学折衷》，立论以《内经》为本，旁采金元诸家学说，以阐析中风、痿证、痰饮、伤风、滞下、泄泻、头痛、头眩、咳逆、痞满、吐酸、疟、瘅、疠风、破伤风、风痫、损伤等病证的机理，共17门。刘宗厚又博览群书，仿其体例，续增咳嗽、热、火、暑，湿、寒、疮疡、气、血、内伤、虚损、喉痹、眼目、牙齿、腰痛、心痛、黄疸、妇人、小儿等33门，改名《玉机微义》。本书大都采用刘守真、朱丹溪、李东垣诸家的学说，而折衷其要。他们二人都是朱震亨的弟子。此外，如王纶的《明医杂著》6卷。本书前卷一至卷三分述发热，劳病、泄泻、痢疾、咳嗽、痰饮等内科杂病，以及妇产科，五官科等病的证治；卷四专说风证；卷五介绍小儿诸证及小儿用药法；卷六为附方。全书主张外感法仲景，内伤法东垣，热病用河间，杂病用丹溪。这是对于当时内科学术思想一个很好的总结。公元 1673 年李中梓撰写《医宗必读》10 卷。本书卷一介绍医学源流，指导学医门径；卷二提纲挈领地阐析中医的脉学诊法；卷三四是有关药物的注释；卷五至卷十论内科杂病为主的 33 种病证的病因及治疗，并附医案。该书之方大多切于临床应用，对于中医初学入门颇为有益。还有公元 1575 年李梴写的《医学入门》，亦是一部对于初学中医者较有影响的著作。龚廷贤撰的《寿世保元》10 卷，介绍有关诊断、治疗的基础理论，并述各科疾病的辨证论治，搜集了较多的方药和治法，取材广泛，选方亦切合实际。这些著作较好地反映出明代内科学的成就。

外科、 伤科的成就

外科到了明代较前代又有进一步的发展，出现了许多外科著作。如公元 1519 年汪机著的《外科理例》7 卷，全书分为 154 门，附方 165 则。书中从病理上来解释外科病证，说明外科病多本于内因，因而治法上主张调补元气，以消为贵。赵宜真编的《仙传外科集验方》又名《仙传外科秘方》。"仙传"二字是出于依托。本书主要论述痈疽的阴阳虚实，发背、疔疮证治，温、热、凉 3 个外用药方的用法以及其他通用方，保存了不少民间验方。在当时对外科贡献最大的应推陈实功。他研究外科 40 多年，有丰富的经验，于公元 1617 年著有《外科正宗》4 卷。书中按总论、诊断、治法、病例、方剂的次序排列，论述常见外科疾病及其辨证施治，并附典型病例。该书收载了从唐代到明代用于内服、外敷的有效方药。还记载截肢、气管缝合手术、鼻瘜肉摘除、咽喉和食道内铁针的取出，以及下颌骨脱臼整复法等多种手术。另外，还记载了 40 多种皮肤病。对于痔核的疗法，载有枯痔散、枯痔钉、挂线疗法等。在护理上强调营养，反对无原则的禁忌饮食。该书内容丰富，论断精辟，实属外科医生不可缺少的参考书。其他如薛己的《外科心法》、《外科发挥》、《外科经验方》，以及张介宾的《外科钤古方》等，都对外科的发展做出了

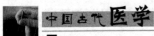

贡献。

我国伤科论著出现较早，唐代已有专书，元代有了显著发展。明代的伤科专著，在公元1529年有薛己著的《正体类要》2卷。上卷首载正体主治大法，次载扑伤、坠跌、金创及烫火伤等医案。全书理论联系实际，其中有很多好的经验。公元1608年正肯堂著的《疡科准绳》，记载了人体的骨骼数目和形状，介绍各种骨折和脱臼的整复方法。本书汇集、整理了明以前伤科医家有关著作，收罗较广，方剂亦多，对于外科医生的临床研究有一定价值。

眼科的成就

眼科，在宋元之间出现过托名孙思邈编写的《银海精微》一书，详列眼科各证。至明代初期，即公元1370年，有倪维德著的《原机启微》2卷。此书从病原上对眼病的病因作了分类，并对眼科应用方剂的药物配伍作了分析，实是当时一本较著名的眼科专书。邓苑撰的《一草亭目科全书》1卷，将眼科72证，总括为内障与外障两类。对于眼病治法，叙述简要，方剂切于实用。公元1644年傅允科撰的《审视瑶函》，一名《眼科大全》6卷。首述眼科生理及证治大要；并将眼科分为108证，作了较为详细的记述，共收300余方。书中还介绍眼科针灸疗法，点眼、洗眼、及敷、吹等眼科外治法，简明扼要，内容丰富，是一本重要的眼科参考书。眼科在明代的发展，从以上著作中可见一斑。

针灸科的成就

明代的针灸学在前人成就的基础上继续发展。如陈会撰、刘瑾补辑的《神应经》1卷，主要取用119穴，并附折量法、补泻直诀、取穴图歌、诸病配穴以及针灸禁忌等。此外，高武的《针灸素难要旨》3卷、《针灸聚英》4卷，徐风的《针灸大全》、一名《针灸捷法大全》，吴昆的《针灸六集》等，都是当时的针灸名著。而名望最高、成就最大、最受人民欢迎的，是公元1601年杨继洲著的《针灸大成》一书。本书汇集了多种针灸文献，较全面地总结了明代针灸学术经验，内容极为丰富。300多年来，不管在临床应用和研究针灸学方面，该书一直被公认为是一部重要参考书。

 知识链接

古代针灸器具记载

　　针灸这种独特的治病方法，据大量古文献记述和对考古发掘中出土文物的研究，一般都认为起源于距今约 1 万年至 5 000 年前的新石器时期，其端倪甚至上朔到距今 10 万年前的旧石器时代。砭石，被认为是我国现存最早的原始医疗工具，《说文解字》释"砭，以石刺病也"。只有在新石器到来以后，随着石器制作技术的进步，才有特定形状的医用砭石出现。它是先民们用来剖开痈肿，排脓放血，或用以刺激身体的一定部位以消除病痛的工具，是后世金属刀针的前身。

 医籍的整理和著述

　　明代在整理注释医学文献方面，做了许多工作，并编修了不少医学全书、丛书、医案、医话及医学入门书籍等，这对保存、研究我国医学做出了一定的贡献。

　　明代以前，医家们在《内经》、《难经》、《伤寒论》的研究方面，都下了不少工夫。但对《内经》的研究，从唐代王冰注释《素问》以后，对《灵枢》无人注解。公元 1586 年马蒔把《灵枢》的原义和《素问》加以全部注释，名为《黄帝内经素问灵枢注证发微》。到公元 1624 年，张景岳将《黄帝内经》《素问》和《灵枢》的全部原文重新调整归类，分为摄生、阴阳、藏象、脉色、经络、标本、气味、论治、疾病、针刺、运气、会通等 12 大类。对《内经》原文作了较广泛深入地研究和解释，写成《类经》。后又撰《类

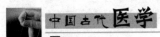

经图翼》，用图解方式以辅助《类经》注文之不足。公元 1642 年李中梓见以往有关《内经》著作内容繁多，无论是诵读或是学习都不方便，于是编辑《内经知要》2 卷，将《内经》的内容选择其重要部分，分为道生、阴阳、色诊、脉诊、脏象、经络、治则和病能等类。内容简要，条理亦较清晰。后来薛生白予以重校加按，流传较广。

在《难经》的研究方面，公元 1610 年张世贤注《图注八十一难经》，在内容上，理论阐述易懂，注文亦较通俗，每一问难，又附图表示，便于读者理解原文之意，故流传较广。后来童养学注《图注八十一经定本》，其中收载了望诊、诊脉、脉象、闻诊多种歌诀。并对《八十一难经》原文加以注释，注文比较简明，每一问难附一图解，也有一定参考价值。

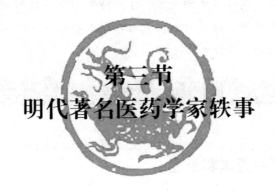

第三节
明代著名医药学家轶事

王履

字安道，号奇翁，又号畸叟、抱独老人，元末昆山（今江苏昆山县）人，为金元四大家朱震亨的高弟。他既尽得朱氏之传，又能博览群书，故造诣湛深，自成一家。其诗文书画，冠绝一时，曾游华山绝顶，作图 40 幅，游记 4 篇，诗词 150 首，都为时人所称赞。他对于《内经》、《难经》、《伤寒论》三书，钻研尤深，所以在他的著作里，对于以上 3 书存在的某些问题，都有新的见解。

王履的医学思想，受金元四大家学说影响最深，所以他的研究成就亦大。

金元以前的医家，一般思想都比较保守，很少有人能把传统医术提高到科学理论的适当水平。及至金、元如刘完素、张元素等，对医学都提出过新的见解，都一致认为"古方不能治今病"，必须"师古而不泥古"。而王履治学能够打破传统的框框，摆脱前人的窠臼。他的《伤寒立法考》，对1 000多年来无人敢非议的张仲景《伤寒论》，以"常"与"变"

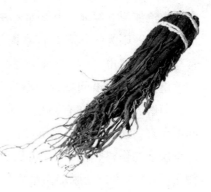

党参

的观点，提出大胆的批评，表现了他勇于创新的科学精神。王氏指出：《伤寒论》是为伤寒而设，并不是为温暑而设。他说："后人能知仲景之书，本为即病者设，不为不即病者设。王氏又说："今人虽以治伤寒法治温暑，亦不过借用耳，非仲景立法之本意也。"一般医者都知道，《伤寒论》中有"三百九十七法，一百一十三方"，但从未有人考究"三百九十七法"的论据。而王氏则对此抱大胆怀疑的态度，进行认真研究。他认为：《伤寒论》从汉迄晋时，已多散落，虽经王叔和一番整理，终未能恢复旧观，则仲景的三百九十七法根据何在呢？于是他就从现存的条文中，将有方法而又不重复的，选出三百三十八条，名为三百三十八治。他说："若以法言，则仲景一书无非法也，岂独有方者然后为法哉？"这种大胆提出怀疑、不拘泥古方、不盲从古人的精神，足以表现王氏治学实事求是的科学态度。

王氏从伤寒与温病的分野，发表了他的独特见解，他极力主张伤寒与温病要分别治疗，不可混淆。他说："夫伤于寒，有即病者焉，有不即病者焉，即病者，发于所感之时；不即病者，过时而发于春夏也。即病者谓之伤寒，不即病者谓之温与暑。夫伤寒温暑，其类虽殊，其所受之原则不殊也。由其原则之不殊，故一以伤寒而为称；由其类之殊，故施治不得以相混。以所称而混其治，宜乎贻祸后人。"所以王氏认为伤寒与温暑治法应当有所不同，他说："伤寒例曰，冬温之毒，与伤寒大异，治法不同。又曰，寒疫与温及暑相似，但治有殊耳。是则温暑及时行寒疫、温疟、风温等，仲景必有治法，今不见者，亡之也。观其所谓为治不同，所谓温疟、风温、温毒、温疫，脉之

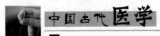
变证方治如说，岂非亡其法乎？决不可以伤寒六经病诸方通治也。夫《素问》谓伤于寒，则为病热者，言常而不言变也，仲景谓或热、或寒而不一者，备常与变而弗遗也。"至于对温病、热病的治疗方法，他说："凡温病、热病，若无重感，表证虽间见，而里病为多，故少而不渴者，斯时者，法当治里为主，而解表兼之；亦有治里而表自解。余每见世人治温热病，虽误攻其里，亦无大害；误发其表，变不可言，此足以明其热之自内达外矣。"王氏以前，论温病多与伤寒相混，直至王氏，伤寒与温病论证治法才开始分野，所以吴鞠通说："王安道始脱却伤寒，辨证温病。"他实为温病学说的奠基人。

戴思恭

字原礼，明代金华（今浙江金华）人。曾受学于义乌朱震亨，朱爱其才敏，戴思恭尽以医术传之。思恭"出而治病，往往有奇验"，遂名噪于时，明初洪武间（1368—1398 年）被征为御医。

明代极端专制主义的统治，使供职太医院者多惴惴不安，治病如稍不慎便会朝不保夕。晋王朱桐患了风痹症，经思恭治愈，不久复发而死。太祖朱元璋大怒，逮捕王府诸医治罪，思恭闻讯，从容对太祖说："吾奉命诊视王疾，就曾告之，今疾虽愈，但毒在膏肓，不久复发不可治，今日果然。"诸医由是免死。后朱元璋得病，召诸医诊治无效，皆被逮捕下狱问罪。惟思恭得免，朱元璋死后，太孙建文帝（朱允炆）即位，严惩诸医，独擢升思恭为太医院使。这些事例，一方面说明明朝统治者的残酷，另一方面也说明思恭平日断病的准确和处事的慎重。但戴思恭为避免遭受株连之祸，借口年已老迈，数次辞归。

唐宋以来，医家多遵古不变，而于《黄帝内经》不知究其微旨。金元诸家，能从而演绎之，于是其学得以大明。震亨为四大家后起之秀，深得刘、张、李 3 家之学，诚如宋濂所说："大江以南医之道本子《内经》，实自先生（指震亨）发之，原礼乃其高弟，其用心亦笃，故造天理为特精，其传受有要，故定证无不中，亦可谓贤也已矣。"

戴思恭治学既宗震亨，而于刘、张、李 3 家学说，亦多加钻研。其临床精于辨证，考论治则温凉攻补亦无所偏主。如治从叔仲章之病，六月患大热，面赤，谵语，身发红斑，他医认为热证，投以大承气汤，而热愈甚。思恭诊其脉浮虚无力，认为非真热症，乃宗张子和法"当解表而勿攻里"，取温汗法，用附子、干姜、人参、白术等煎汤冷饮，大汗而愈。姑苏朱子明之妇，患郁病，每发必长号数十声，暂止复如前，人以为厉鬼作祟，莫能治，思恭断为郁病，认为系痰闭于上，火郁于下，故长号则气稍舒，正如《内经》所说："火郁则发之。"遂用重剂涌吐药，服后吐痰甚多如胶，而病愈。又松江朱仲文，长夏畏寒，常穿重绵絮，饮食必烫，方能下咽，微温则呕，他医授以"胡椒煮伏雌法"，每日吃鸡三只，病愈甚。思恭诊其脉数而大，且不弱，这符合刘完素"火极似水"之说，椒发阴经之火，鸡能助痰，只有加剧其病。遂用大承气汤下之，日夜行20余次，绵絮减半。复以黄连导痰汤加竹沥饮之，竟疗。上述3案，就是运用汗、吐、下3法治疗而愈的。还有治诸暨方氏子妇，疟后多汗，呼婢易衣不至，怒形于色，遂致昏厥，灌以苏合香丸而苏醒。以后凡闻人步伐重，或鸡犬声，就厥逆如初。思恭诊其脉虚甚，重按则散，断为汗多亡阳，日进人参、黄芪等补剂，惊渐减，调治十日而愈。又陆仲容之内子，病热，妄见神鬼，手足掣动，他医用黄连清心汤不效。邀思恭诊视，形瘦而色不泽，断为虚热症，法当以李果甘温除大热为治，即《内经》所谓"损者温之"，服参芪而愈。以上两案思恭都断为虚证，应用温补之剂施治而奏效。由此可知思恭辨证之准确，论治之精当。

思恭之所以能够辨证准确，论治精当，主要在于临床诊断之认真。如燕王朱棣患瘕症，王府御医韩爽诊治不效。太祖就叫思恭往治，他查询以前所服的方药，认为按症用药，并无所偏，为何服之不效？乃问燕王有何嗜好？答道："嗜吃庄芹"，思恭听后便断定此病由嗜吃庄芹而引起的"虫瘕症"，乃施用下法，投一剂，是夜暴下，检视便中发现有类似细蝗的昆虫，瘕由是而消失。又一王妃嗜烧酒，致患腹痛，经思恭诊治而瘥，认为十年后必复发，发则难救，后果验。此症可能属于慢性酒精中毒。由于临床诊断认真，故其"察证无不中"。

思恭既能上师震亨学说，结合个人心得，撰著《证治要诀》、《证治类元》《类证用药》等书；又订正震亨《金匮钩玄》3卷，间附以已意而多所阐

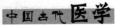
发，无愧为明一代名家。

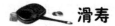 ## 滑寿

滑寿字伯仁，自号樱宁生，河南许昌人，元代著名医学家。元初，因祖父官江南，而徙居仪真（江苏仪征），后又徙余姚。他"好古敏求，善文工诗，时京口名医王居中客仪真，乃从之学，授以《素问》《难经》，而理识契悟过之。后又学针法于高洞阳，尽得其传。其学宗东垣。尝以《素问》骨空诸论及《灵枢》本输篇所述经脉，辞旨简严，读者未易即解，于是训其字义，

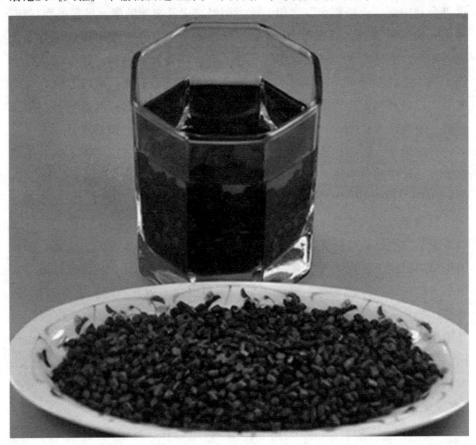

药材决明子

释其名物，疏其本旨，正其句读，厘为三卷，名曰《十四经发挥》"（宋濂序）。他在自序里说：

"……上古治病汤液醪醴为甚少，其有疾，率取夫空穴经隧之所统系，视乎邪之所中，为阴为阳，而灸刺之，以驱其所苦。观《内经》所载服饵之法才一二，为灸者四三，其它则明针刺，无虑十八九，针之功其大矣！厥后方药之说肆行，针道遂寝不讲，灸法亦仅而获存，针道微而经络为之不明，经络不明，则不知邪之所在，求法之动中机会必捷如响亦难矣！……乃以《灵枢经·本输》篇，《素问·骨空》等论，哀而集之，得经十二，任督脉之行腹背者二，其燧穴之周于身者六百五十有七，考其阴阳之所以往来，推其骨空之所以驻会，图章训释，缀以韵语，厘为三卷（上卷为手足阴阳流注篇；中卷为十四经脉气所发篇；下卷为奇经八脉篇），目之曰《十四经发挥》，庶几乎发前人之万一，且以示初学者，于是而出入之向方也。"该书成于元至正初元（1341年），后为薛良武氏（名铠，长州人，立斋薛己之父）校正梓行，欲以广其传，但未经《四库》所著录，因此世不经见。及后流传日本，被视为"习医之根本"，而为"举世所传诵"的读物。该书由山本长兵卫尉氏于宽文五年乙巳时重刊（文化年间有八田泰兴氏译为日文，并经辰井文隆氏加注）。其所著又有《难经本义》、《素问钞》、《伤寒论钞》、《诊家枢要》、《痔瘘篇》等书，又尝采诸家本草而为医韵，都是有功于世的作品。

滑氏既具活人术，遂以医问世，辨证审治，全活者甚众。

滑氏年70余，仍容色不衰，步履矫捷，卒于明洪武十九年。他对于发扬祖国医学的经络学说具有不可磨灭的功绩。

万全

万全，又名全仁，字事，号密斋，湖北罗田大河岸人。约生于公元1495年，卒于公元1585年。禀膳生。祖父、父亲均以医为业。万全自幼聪明，长辈们"知全可教"，便要他"从游于夫子之门而学"，希望他能金榜题名，荣祖耀宗。但是万全虽几经努力，而终不达仕途，乃矢志学医，不数年尽得所学。

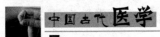
　　万全医术高明，中年时期就成为一位具有丰富经验的名医了。万氏著述很多，有记载并已刊刻过的医书有：《保命歌括》、《养生四要》、《广嗣纪要》、《伤寒摘锦》、《妇人科》、《痘疹心法》、《育婴秘诀》、《片玉心书》、《片玉痘疹》、《幼科发挥》等十部。还有两部轶著抄本，即《万氏秘传外科心法》和《万氏家传点点经》。

　　《万密斋医书》内容丰富，切于实用，几百年来，除湖北外，还流传到湖南、江西、福建、浙江、江苏、安徽、山东、河南、陕西等省以及日本、朝鲜和东南亚一些国家。所以，万氏医学著作对后世影响很大。如明代医家王肯堂、张景岳、武之望，以及清代沈金鳌等，在他们的著作里都曾引用过万氏的话和有关章节。清代儿科名医陈复正的《幼幼集成》一书，所引用的万氏痘疹专论就占了全书的1/3篇幅。1937年，上海大东书局出版曹炳章主编的《中国医学集成》，其中也编入了万氏的《幼科发挥》。此外，朝鲜医家许浚所著的《东医宝鉴》、日本著名汉方医家汤本求真的《皇汉医学》和丹被元坚的《杂病广要》等名著中，都曾引用《万密斋医书》的内容，说明《万密斋医书》在国内外都有一定的影响。

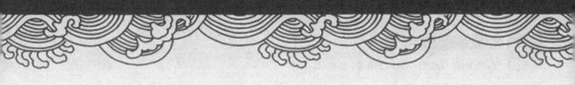

清代的医学

　　清代中医药理论已臻成熟，名医众多，学派林立，论争活跃，中医全书、丛书、类书及各科著作大量出现。清代药物学方剂学著作有《本草备要》、《本草从新》、《神农本草经百种录》、《植物名实图考》、《古今名医方论》、《医方集解》、《成方切用》等，其中赵学敏《本草纲目拾遗》是继《本草纲目》之后又一部重要的药物学著作，总结了16世纪末期到18世纪前近200年间我国药物学发展的成就、经验。

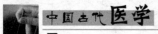
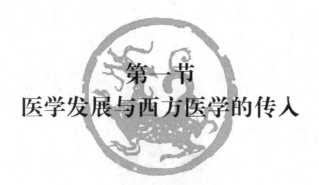

第一节
医学发展与西方医学的传入

西方医学的传入

西方医学是以古希腊、罗马医学为基础，随着自然科学的进步逐渐形成和发展起来的。它的发展大致经历了 3 个阶段。

第一阶段是希腊的经验医学。古代希腊医学的形成约在公元前 6—4 世纪，希波克拉底（约生于公元前 460—377 年间）是希腊医学的创始者，其理论基础是地、水、风、火四元素说。罗马医学是在继承希腊的医学基础上形成的。它的主要代表是盖伦（约生于 130—200 年），他重视解剖学的研究，试图把医学理论更趋于合理，但他的唯心主义思想和目的论观点以后被教会利用，对中世纪医学的发展产生了不良的影响。公元 5 世纪到 15 世纪中期，是欧洲的封建社会时期，生产发展缓慢，一切文化学术都受到宗教神学的束缚，在此期间，欧洲医学十分落后，甚至把古希腊医学中的一些精华也抛弃了。希腊、罗马医学与中国古代医学水平大致相当，有些方面中医学还处于领先地位。

第二阶段是近代的实验医学。公元 15—16 世纪随着资本主义因素的萌芽和发展，意大利的"文艺复兴"，德国的"宗教改革"，推动了医学的复兴运动。安德列·维萨留斯纠正了盖伦解剖学上的许多错误，塞尔维特发现了肺循环，17 世纪哈维又发现血液循环。后来显微镜的发明和应用，使得对人体细微构造的认识有了很大进步，为医学走上实验科学的道路奠定了基础。18

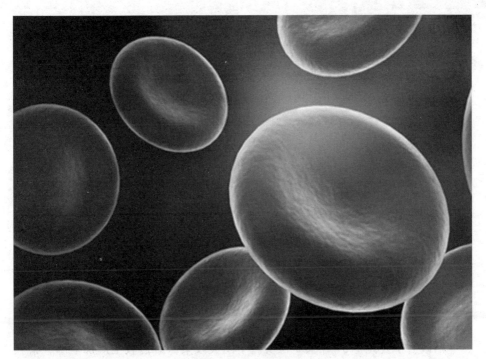

神奇的人体细胞

世纪欧洲产业革命以后，自然科学有了重大进步，19世纪中叶，自然科学的3大发现（有机体细胞构造、能量守恒和转化定律、达尔文的生物进化论）对医学的发展产生了积极的影响。物理学、化学、生物学的成就，更为医学的发展准备了条件，使细胞病理学、微生物学、免疫学、生理学、生物化学、药理学等均有显著发展，古老的欧洲医学在300多年间发生了巨大的变化，逐步形成比较完整的医学科学体系。

第三阶段是现代的医学。从19世纪末、20世纪初开始，由于基础医学的推动与技术的改进，临床医学有了明显的进步，医学理论的研究进入了分子量子水平，分子形态学、分子生理学、分子病理学、分子药理学、分子遗传学都有很大进展。随着现代自然科学和许多边缘学科的飞速发展，以及电子、激光、计算机等先进技术不断应用于医学领域，现代医学正在更迅速地发展。

外国医学传入我国的历史，最早可以追溯到南北朝时代，但是，在鸦片战争以前，对中国医学的影响并不大。直到19世纪，伴随着传教士的来华和

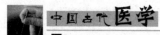
帝国主义列强进行文化侵略的需要，西方医学在我国开始日益广泛深入地传播开来，由沿海到内地，由设诊所到建医院，由办学校到吸引留学生，由翻译医书到成立学术团体，近百年间，在我国形成了中医、西医并存的局面。西方医学的传入，与这个时期的政治、经济、文化、宗教都有着十分密切的关系。

鸦片战争以后，帝国主义列强为了进一步扩张侵略势力，利用医药作为文化侵略的重要手段。他们声称："欲介绍基督教于中国，最好的办法是通过医药；欲在中国扩充商品的销路，最好的办法是通过教士。医药是基督教的先锋，而基督教又是推销商品的先锋。"因此，近百年以来，西方医学更加广泛地在我国传播开来，对于处在半殖民地半封建社会，科学文化缓慢发展状况下的我国医学界，产生了深刻而久远的影响。

建立诊所和医院

清政府于公元 1757 年又一次实行了闭关政策，对传教士严加取缔，禁教令一直延续到鸦片战争后。据 1810 年统计，当时在华的欧籍传教士仅有 31 人，而且分散在 16 个省秘密活动。第一个来华的英国传教士罗伯特·马礼逊，1807 年到达广州。直到 1820 年才和李文斯敦在澳门开设一诊所。英国东印度公司传教医生郭雷枢 1827 年在澳门开设一诊所，次年扩大为医院，是外国人在中国开办的第一个教会医院。同时，他还积极建议英、美教会界应该大批派遣传教士医师作为来华传教的先遣队。此后，各教会团体均纷纷派遣传教士医师来我国。

第一个把医疗作为对中国传教手段的教会团体，是基督教美国公理会国外布道会总部。1830 年开始在中国活动，第一个来华的传教医士是伯驾，他于 1834 年 10 月受美国公理会派遣到达广州。次年 11 月在广州成立"眼科医局"（又称为"新豆栏医局"）。

随着不平等条约的签订，从 1842 到 1848 年短短的六七年间，五个通商口岸全部建立了教会的诊所和医院。

第二次鸦片战争后，清政府又在 1858 年、1860 年分别与英、法、美、俄四国签订了《天津条约》和《北京条约》，重新肯定和扩大了侵略者在中国开办医院和类似机构的特权。此后，教会医院进一步在我国内地各省、市建立起来。较著名的有 1859 年广州的博济医院，它一直存在到 1949 年，是在华历时最久的教会医院。1862 年伦敦会在北京建立的"双旗杆医院"，1906年该院与其他几个医院合并为协和医院，成为北京最大的教会医院。

20 世纪以后，教会医院迅速发展，传教士除对原有的医院扩大规模外，又在各地新设了不少医院和诊所。据 1938 年出版的《基督教学会世界统计》资料所载：到 1937 年止，在华英、美基督教会所办的医院共 300 所，病床约 2.1 万张，小型诊所约 600 处，同时美国天主教也在江西、广东、湖南、湖北等地开设了医院。此外，还有一些英美合办的医院。这些医院分布在全国各地，成为帝国主义对我国进行文化侵略的重要基地。

开办医学校和吸引留学生

帝国主义为了从思想上控制中国，更加重视占领教育阵地。伯驾在 1837年的报告中提到："早就感觉到在中国训练年轻医药人员的重要性了"以及"被这样教育出来的青年将逐渐在整个帝国播散开来……也将增加那些他们从之而学习这门技术的人们的威信……这种影响将是无形的，但却是强有力的。"这就清楚地说明了他们办学的目的。为此，在办医院的同时，即开始创办医学校。1866 年，医药传道会在广州建立了第一所教会医学校即博济医校。1883 年，在美以美会支持下建立苏州医院医学校（1894 年改为苏州医学院）。1896 年，上海圣约翰学院建立医学系。不过 1900 年以前建立的教会医学校数量很少，规模也很小，毕业的学生更是寥寥无几。

"辛丑条约"签订以后，教会医学教育迅速发展。1900 年至 1915 年已建立 23 所教会医学院、校，36 个护士学校以及药学校、助产学校等。其中较著名的有 1902 年在广州成立的夏葛女子医学校。1906 年由伦敦公会、美国长老会、美国公理会、美以美会国外布道会、英国圣公会、伦敦教会医事协会等联合组成的北京协和医学校，1915 年，洛克菲勒基金会接收后改为协和医科大学，成为当时第一个得到清政府承认的、最大的教会医学院。1910 年，成都的华西协和大学医学院，1914 年在长沙建立的湘雅医学院，以及上海的震旦大学医学院、山东的齐鲁大学医学院等也均在此时期建成。

　　吸引中国留学生，是帝国主义文化侵略的又一手段。《辛丑条约》签订后，大批学生到日本及欧洲各国留学。1907 年，日本和清政府订立了接受中国留学生的办法，由各省公费派遣学生去日本留学，短期内赴日的留学生达万人以上，引起了美国统治集团中一部分人的注意。1906 年，美国伊利诺斯大学校长爱德蒙·詹姆士在呈美国总统罗斯福"备忘录"中提出："哪一个国家能成功地教育这一代中国青年，哪一个国家便将由于付出的努力而在精神上、知识上和商业的影响上获得最大可能的报偿。……我们可以不接受中国的劳工，但我们可以宽待中国学生，把我们的教育设施供给他们……这种道义上的影响和扩展，即使单纯从物质概念而言，意味着所付出的代价在回收时，将比任何其他方式获利更大。商业追随在道义和精神的支配之后，要远比追随在军旗之后更为合乎情理。"1908 年，美国国会通过罗斯福的咨文，向

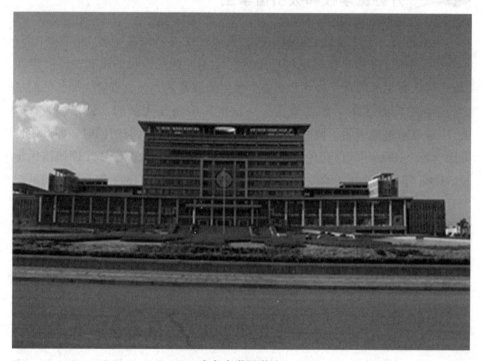

齐鲁大学医学院

中国政府正式声明，将偿付美国庚子赔款的半数，作为派遣留学生赴美之用，以后留美学生显著增加。

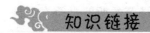

清代在国外留学的著名医生

在国外留学的医生大多数是爱国的，归国后，为我国医疗事业作出了一定的贡献。

黄宽（1828—1878 年）是我国第一个留学英国的医学生，广东香山县人。自幼家境贫寒，他起初在马礼逊学堂读书，1847 年跟随他的老师布朗夫妇前往美国，高中毕业即赴苏格兰。1848 年赴爱丁堡大学医科学习 7 年，获得了医学博士学位。1857 年回国后，在广州博济医院行医并教学，成为我国第一代西医。

金韵梅（1864—1934 年）是第一个留学美国的中国女医生。她 2 岁父母双亡，被美国长老会收养，1881 年到美国纽约妇女学院学习。1885 年毕业，获得医学博士学位。1888 年回国，曾在厦门、成都、天津行医并开办护士学校。

翻译医书和出版医学刊物

随着西医学的传入和医院、医学校的设立，传教士医师也开始翻译西医书籍，包括基础、临床、卫生学等各科内容。最早在中国翻译西医西药书籍的是英国传教士医生合信。1851 年，他编译了《全体新论》一书，这是近代传教士较早向中国介绍的比较系统的西方医学著作。他还先后编译了《西医略论》（1857）、《内科新书》、《妇婴新说》（1858）等书。美国教会医生嘉约翰也编译了《内科全书》（1883）和《病症名目》、《西药名目》（1899）等共20余种医书。英国博兰亚亦译有《化学卫生论》《西药大成》《内科理法》等，英国德贞还译有《全体通考》、《西医举隅》、《英国官药方》等。从19世纪50年代起至辛亥革命前，约有100余种外国人译著的西医书籍在我国流传。

传教士除翻译医书外，还编辑中外文医刊，如《广州新报》（1806）（1884年改名为《西医新报》）和《博医会报》（1888）等，这些译著和期刊杂志的出版，对传播西医学知识有一定作用。

帝国主义利用教会医疗事业进行文化侵略，在教会医院里庸医杀人的事是屡见不鲜的。更有甚者，有的外国医生拿中国病人作实验，在中国工人身上注射痉挛药，培养虱子试验斑疹伤寒传染过程。如孕妇崔淑萍因缺钙而患软骨病，本来只要服些钙片及维生素即可治愈，但帝国主义分子为了收集这种病症的标本，竟在将病人收住医院期间，不给病人服钙及含钙食物，而活活把病人折磨致死，以取得一份所谓"珍贵"的骨骼标本。至今这个标本作为帝国主义罪行的见证，仍保留在北京首都医院。正如列宁所说："中国人的确憎恶欧洲人，然而他们究竟憎恶哪一种欧洲人呢？并且为什么憎恶呢？中国人并不是憎恶欧洲人民，因为他们之间并无冲突，他们是憎恶欧洲资本家和惟资本之命是从的欧洲各国政府。那些到中国来只是为了大发横财的人，那些利用自己的所谓文明来进行欺骗、掠夺和镇压的人，那些为了取得贩卖毒害人民的鸦片的权利而同中国作战（1856年英法对华的战争）的人，那些用传教的鬼话来掩盖掠夺政策的人，中国人难道能不痛恨他们吗？"

但是，也必须指出，传教医生把西医西药的科学技术知识传入中国，为中国训练了一批医药技术人员，所有曾经在中国工作过的外国医护人员，也并不都是帝国主义分子，真正推行侵略政策的是少数人。有的传教士医生对中国还是友好的，如帕特里克·曼松医师，1896年曾在伦敦保护过被绑架的孙中山先生，而且还"对中国人必将逐渐的革新的智慧抱有充分的希望"。他在一次讲演中说："聪明的人将再一次来自东方，那些带给我们印刷术的人，将以更多有用与和平的艺术给予我们……种痘术的发明人，将再一次对疾病的防治有所贡献，千百万人将加倍地在科学领域里增添内容，将以比他们得到的更多的东西还给欧洲人。"中国人并不憎恶这些友好的欧洲人，更不仇视欧洲的文化和文明。西医西药的科学技术知识，在中国的进一步传播和发展已经证明了这点。

总之，近百年帝国主义利用西医学推行侵略政策，中国人民是坚决反对的，但是对于西方的医学科学技术知识，中国人民从来都是乐于接受，并且努力发展使之成为我国人民战胜疾病、维护健康的有力武器。

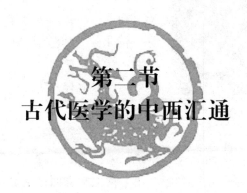

第二节
古代医学的中西汇通

西方医学在我国的发展

西医学作为一门科学，近百年来在我国各地广泛传播以后，产生了很大的影响。由于西医学是建立在近代自然科学基础上的，它的传入客观上为我国带来了新的科学知识。西医医院的建立，西医药院校的开办，西医著作的出版，促进了我国医学的发展，对我国人民的保健事业起了重要作用。

但是，西医学在我国的发展也经历了一个缓慢的过程。

20 世纪初期，基础医学的研究，由于专业队伍非常薄弱，医学研究工作不能独立开展。1932 年虽在南京设立了中央卫生设施实验处，作为中央学术研究机构，但实际成就不大。在极其艰难的条件下，一些有志于发展医学科学事业的学者，作出了相当的努力，为我国基础医学的奠基和发展创造了条件。

20 世纪 30 年代以后，随着医学教育的发展，我国基础医学队伍也逐渐成长起来。1938 年全国生理学会已有会员 120 余人，1947 年全国解剖学会会员

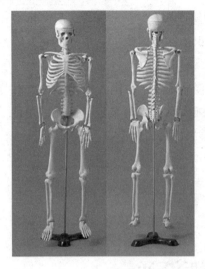

人体骨架

80 余人，虽然人数不多，研究工作没有统一的规划，技术设备也很落后，但是有些学科还是取得了一定的成就。

在人体解剖学方面：关于人体解剖形态结构的研究，比较解剖学、神经解剖学、体质人类学、实验胚胎学、组织细胞学等研究工作已经开展。在生理学方面：1912 年起已有外籍医生与我国学者先后发表研究我国人尿、消化液、肺泡气成分与血型等项报告，为我国生理学研究之开端。1928 年出版了国内第一个基础代谢研究论文专辑。1929 年蔡翘教授所著《人类生理学》问世。此后，生理学实验研究逐渐开展，主要研究课题如皮肤电反射、视觉中枢对光反应、神经肌肉接头之生理、中枢神经化学性传递与迷走神经和脑垂体后叶反射等。在生物化学方面：主要研究课题有关于蛋白质变性，抗原和抗体的化学成分，血液分析和营养方面的研究，以及关于我国人营养生化与膳食成分的分析研究等。在药理学方面：20 世纪 20 年代已零星地开展了一些中药的生药化学和药理研究，1932 年陈克恢实验发现麻黄素的药理作用，促进了中药药理研究的开展，当时已有对防己、贝母、抗疟中药常山等 40 多种中药的药理研究。这种用先进科学技术研究我国丰富的中药资源，充实现代药理学内容的研究方法，对近代中药学的发展有较大影响。

其他基础学科如微生物学、病理学、医学寄生虫学、卫生学均处于创建阶段，虽有少数学者如伍连德、林宗扬、汤飞凡、侯宝璋、林振纲、钟惠澜、冯兰洲等作了不少出色的工作，但是，由于缺乏组织计划，设备简陋，经费不足，工作进展十分缓慢。甚至有许多学科长期空白，与世界医学的发展相比，显然处于落后状态。

这一时期还编译出版了一些西医学著作，如《实用解剖学》、《实验生理学》、《病理学》、《生物化学》、《病理组织学》、《寄生虫学》、《药物学》以及《临床医学》等。

此时，各地还先后办起了一些医学杂志，如《医学报》（1905 年）、《医学世界》（1908 年）、《医学卫生报》（1908 年）、《中西医学报》（1910 年）、《医学杂志》、《医学新报》（1913 年）、《医药杂志》（1920 年）等均是较早由我国人民自己创办的医学期刊，有的着重介绍西医知识，有的着重探讨中西医异同问题。

 知识链接

医学团体的建立

　　早在清代，就已经建立了一些西医药学术团体、学会，影响较大的有中华医学会、中国药学会、中华护理学会。中华医学会，于 1915 年在上海成立，到 1947 年全国各地已有 30 多个分会，会员 3 000 余名，1915 年开始出版《中华医学杂志》。中国药学会，是 1907 年冬在日本东京留日学生发起组成的，1911 年辛亥革命后迁回北平。1912 年改名《中华民国药学会》。中华护理学会的前身是 1909 年由 8 位外籍护士发起，在牯岭成立的"中国护士组织联合会"，到 1949 年已有分会 10 余个。1920 年发行《护士季刊》。此外尚有"中国预防痨病协会""中国预防花柳病协会""中华麻风救济会""中华营养促进会""万国鼠疫研究会"等。这些学会和团体的成立，促进了医药学术的发展和交流。

中西医汇通派的产生

　　20 世纪西方医学在我国的广泛传播和发展，引起了中医界的普遍重视。与建立在近代科学基础上的西医学相比较，传统的中国医药学必须进一步提高和发展，这是一个客观存在的实际问题。中医学如何发展？怎样对待两种医学的关系？由于种种复杂的原因，当时在医学界出现了几种不同的态度和主张。一些直接或间接受过帝国主义奴化教育、民族虚无主义思想严重的人，对我国传统文化一概加以鄙视，对中国医药学同样也抱以蔑视的态度，认为医学没有中西医之分，只有新旧之别，只有玄学的医学与科学的医学的分别，主张全盘西化，把中国医药学当做封建文化的一部分来反对。这些论点后来便成为反动统治阶级消灭中医的思想基础；还有一些人受到顽固保守、固步自封的封建主义思想影响，拒绝接受一切新事物，认为西医学不适合中国，甚至用中医理论批驳西医学是谬论妄说，成为国粹主义在中医界的代表。这种保守主义的思想，同样是中医学继续发展的阻力。与前两种人不同的是，在中医界还有一些受到改良主义思想影响的人，他们承认西方医学的先进之处，也认识到中西医各有所长，努力探索发展中国医学的道路，试图把中医学术与西医学术加以汇通。从理论到临床都提出了一些汇通中西医的见解，并且不断为后人所继承，逐渐形成了中西汇通的思潮和学派，对后世有较大的影响。

早在明末清初，西医学在我国开始流行之际，中医界已有一些医家开始接受西医学说。王宏翰（约卒于1700年）是近代医学史上第一个接受西医学说的医家。王氏是天主教徒，经常与传教士一起研讨西学。他认为，西人所倡水、风（气）、火、土四元素说，与我国五行之说颇为相似，便与太极阴阳沟通，并采用西医学说，从胎生学的角度，来阐发中医的命门学说。他这种见解集中地反映在其所著《医学原始》（1688年）一书中。

王学权（1728—1810年），在他所著《重庆堂随笔》中，肯定了西医的解剖学，他认为《人身说概》、《人身图说》等著作，"虽有发明，足补华人所未逮，然不免穿凿之弊，信其可信，阙其可疑……"在当时对西医学持这种比较客观的态度实属难得。

此外，陈定泰的《医谈真传》（1844年），罗定昌的《脏腑图说证治合璧》（又名《中西医粹》，1882年）均采用西洋人所绘脏腑图，与王清任《医林改错》中的脏腑图互相比较，进行研究。这些都是较早接受西方医学的医家，可谓开中西医汇通派之先河。

中西医汇通的主要医家

1. 唐宗海

唐宗海（1862—1918 年）是中西医汇通派较早期的代表。字容川，四川彭县人。因其父多病，1873 年其父曾患吐血、下血症，聘请名医施治均无效，故他自幼即刻苦钻研医学，遍览方书，多方求师，于 1884 年著成《血证论》一书，后又陆续著有《中西汇通·医经精义》、《金匮要略浅注补正》、《伤寒论浅注补正》、《本草问答》，合称《中西汇通医书五种》。当时曾经官方示谕刊印，广为流传。明确提出"中西汇通"之说始于他的著作。

唐氏提倡中西医汇通，是从保存和发扬我国传统医药学的愿望出发，主要是用西医来印证中医，力图证明中医并非不科学。他认为中西医各有所长、亦各有所短，主张"损益乎古今""参酌乎中外，以求尽美尽善之医学"。他说："盖西医初出，未尽周详，中医沿讹，率多差误……因摘灵、素诸经，录其要义，兼中西之说解之，不存疆域异同之见，但求折衷归于一是。"

他汇通中西医的主要学术观点是，认为中西医原理相通。如说："西医谓心有出血管，导血出，又有回血管，导血入，西医名管，中医名脉，二而

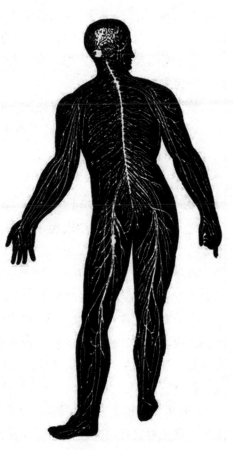

人体血管

一也。"又说："西医言苦胆汁乃肝血所生，中国旧说，皆谓胆司相火，乃肝木所生之气，究之有是气，乃有是汁，二说原不相悖。"他在汇通中西医的过程中，为了维护中医，驳斥当时人对中医的种种妄说，还表现了重中轻西的思想和对西医学说的某种蔑视。他说："西医剖割视验……止知其形，不知其气，以所剖割只能验死尸之形，安能见生人之气化哉！"又说西医不懂诊法，西医不信脉法，西医似精实粗等等。在他看来凡是可以用来印证说明中医古典医理的西医学说才是可取的，实际上他认为西医的解剖、生理诸新说，都没有超出《内经》的范围。

唐氏的思想有很大的局限性，还反映在他厚古薄今的历史观上，他认为中医学"乱于晋，失于唐，而沿讹于宋……古圣人大经大法久恐湮没不彰……"若秦汉三代所传《内》、《难》、仲景之书，极为精确，远非西医所及。他这种尊经崇古的思想和盲目地轻视西医，不能吸收西医之长，也不能促进中医学的发展。

值得注意的是，唐容川在临床上有着丰富的经验，他所著《血证论》一书，皆"实事实理，有凭有验"，有关血证的论述，对后世有一定启示。

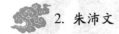

2. 朱沛文

朱沛文（约生于19世纪中叶）字少廉，又字绍溪，广东南海县人。出身世医之家，其父子兄弟均以医名。朱氏生当清末，又生长在岭南一带，正是西方医学在我国广为传播兴盛之地，故他自幼随父学医，除苦读《内经》《难经》以下多种医书外，还学习了当时传入的一些西医知识，并曾到西医院，亲眼观看人体解剖，这些对他形成中西医汇通的思想都有较大的影响。

朱沛文自叙称："沛文少承庭训医学，迄今临证垂20年，旨兼读华洋医书，并往洋医院亲验真形脏腑，因见脏腑体用，华洋诸说不尽相同，窃意各有是非，不能偏主，有宜从华者，有宜从洋者。"他认为中医"精于穷理，而拙于格物"，但又"信理太过，而故涉于虚"。西医"专于格物，而短于穷理"，但又"逐物太过，而或涉于固"。这种认为中医西医"各有是非，不能偏主"的见解，在当时还是比较客观的。从这一思想出发，他便试图各取其是，加以汇通。

他于 1892 年编撰《华洋脏象约纂》一书（又名《中西脏腑图象合纂》），汇集《内经》、《难经》、《医林改错》等书中有关人体结构、脏腑图像与西方生理解剖知识及解剖图谱相互参照，加以论述。书共 3 卷，上卷为五脏六腑形态、部位、功能；中卷为眼、耳、鼻及骨骼结构、功能；下卷为十二经脉，气血营卫等生理作用及西医脏腑解剖图谱，内容较为系统、丰富，集中地反映了他中西医汇通的学术思想。如"心脏体用说"："心所生者谓血，心所藏者谓神，华义甚确，惟洋但以心主行血，而一切知觉运动，其功皆属之脑，故一切血病，华洋皆知治心，其一切神病，洋医但知治脑，岂知心为藏神之舍，脑为运动之机，缘脑由肾所生，心与肾有表里交通之义，病则相连，故凡神病者，心肾兼疗为允。"他认为中医与西医之间，虽有可通之点，但也存在不同之处，主张通其可通，存其互异。这种科学态度很值得重视。

同时，他在反对封建礼教和评价前人的成就与过失方面，也持比较正确的态度。他对宋以后取得重大成就的医学家如刘完素、李时珍、吴有性等，都予以肯定，对陈念祖等人"率意嗜古"以及王清任《医林改错》在记载脏腑方面的一些错误，也都予以指出。因此，就其学术思想来看，比唐容川等人要进步得多，被后世称为中西医汇通派中一开明医家。

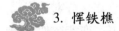 ### 3. 恽铁樵

恽铁樵（1878—1935 年）名树珏，江苏武进县人。自幼孤苦，父母早亡，由叔父收养。苦读经书，才思敏慧，16 岁即为人师。后考入上海南洋公学学习 4 年，成绩优异，毕业后曾在长沙、上海任教，又任商务印书馆编辑，主编《小说月报》历 20 年之久。并翻译有西方小说《豆蔻葩》等，当时颇受欢迎。中年以后因 3 子均亡于伤寒，乃奋力钻研医学，受业于名医汪莲石。他日为人治病，夜握笔著书，十几年间著作达 25 种，即有《群经见智录》、《伤寒论研究》、《伤寒论辑义按》、《保赤新书》等，统名《药庵医学丛书》。并开办中医函授学校，编写函授讲义数种，有学生 400 余人。一生发奋著书，废寝忘食。晚年瘫痪在床，仍口授其女慧庄录之成文，直到临终前还在改定《霍乱新论》一书，可谓为中医事业奋斗一生。

恽氏由于博采诸家，学识渊博，对中西医都进行过比较系统、全面的研

究，因此，在学术思想上较前人大大提高一步。

他对中医、西医的认识是较为客观公正的。他说："今日中西医皆立于同等地位。"又说："西医之生理以解剖，《内经》之生理以气化"，"盖《内经》之五脏，非解剖的五脏，乃气化的五脏。……故《内经》之所谓心病，非即西医所谓心病，西医之良者，能愈重病；中医治《内经》而精者，亦能愈重病，则殊途同归也。如云治医学不讲解剖，即属荒谬……谓治医学不讲四时、寒暑、阴阳、胜复之理即属荒谬"。在当时条件下，他认识到西医重视生理解剖、细菌、病理和局部病灶的研究，而中医重"形能"，主"气化"，重视四时五行等自然界变化对疾病的影响。这些看法，指出了中西医的某些特征，对后人有所启示。

同时，他还明确提出，研究医学不应以《内经》为止境，并强调西医学有先进之处。他说："居今日而言医学改革，苟非与西洋医学相周旋，更无第二途径。"又说："中医而有演进之价值，必能吸收西医之长，与之化合。"这种要求不断发展中国医药学的思想是很可贵的。

恽氏在从事中西医汇通时，还针对余云岫在《灵素商兑》中以西医解剖学，攻击《内经》的种种谬论，加以批驳，写了《灵素商兑之可商》一文，与之论战达两年之久。他说："吾撰著此书，目的在使今之中医，先对于自己的学说了了，然后吸收他国新文明，固非反对西医而为此书，小非欲使中医以《内经》为止境而著此书。"他在文中除了肯定《内经》的学术价值外，还论述了治医不应以《内经》为止境的四点理由，充分反映了他主张今人应该超过古人，古今治医皆需兼通其他学科，吸收西医之长，要首先弄清中医学理等学术思想。

他在提出中西医汇通应以中医为主的同时，还强调要注重实际效果。他反对中央国医馆关于统一病名"以西洋译名为准，而罢旧名的做法"。他指出："西洋医法以病灶定名，以细菌定名，中国则以脏腑定名，以气候定名，不可强合而为一也。"他还在自己的医疗实践和著作中，努力试图做到兼采中西各家之长。如《伤寒论辑义按》："全书六经关系以《内经》形能为准，全书生理关系以西国书为准，各方变化配合以临床经验为准。"其著作大多切合临床实用，如《保赤新书》运用中西医理分析儿科诸疾，处方用药不拘一格，为时人所称道。

对恽氏的医学活动，医史上有着截然不同的评价。有人说他是"狂汉""怪物"、"国医叛徒"；有人称恽氏医学为"轩岐医学"、"西洋医学"和"实地医学"三合而成，自成一家之言。我们认为恽氏的学术思想，对中国医药学的发展有着积极的影响，他是中西医汇通派的著名代表，是近代医学史上一位卓有建树的医学家。

当然恽氏的中西医汇通，在当时的历史条件下，也不可避免地存在不少主观臆测和牵强附会之处。

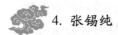

4. 张锡纯

张锡纯（1860—1933 年）字寿甫，河北盐山县人。他自幼年起即学习四书五经及医书，青年时已为人诊病，曾任军医，并在沈阳创建"立达中医院"，在天津开办国医函授学校。30 岁开始接受西医学说，一生从事临床和中西医汇通的工作。著有《医学衷中参西录》一书，共 30 卷，总结了他多年的临床经验。在辨证论治选药立方上，注重实践，讲求疗效，并结合中西医学理论和医疗实践，阐发医理，有不少独到见解。书成之后多次校勘重印，在医界流传较广，对临床有一定参考价值。

张氏中西医汇通的主要学术观点是，认为中医之理多包括西医之理，沟通中西原非难事。于是他便从医理、临床各科病症，以及治疗用药等方面，均大胆地引用中西医理互相印证，加以阐发。他说："中医谓人之神明在心，西说谓人之神明在脑，及观《内经》，知中西之说皆函盖其中也。"又说："《内经》谓：血之与气，并走于上，则为大厥，气反则生，气不反则死……细绎《内经》之文，原与西人脑充血之议论句句符合，此不可谓不同也。"他的中西医汇通主要是试图印证中西医理相通，说明中医并不落后于西医。

在临床上，他主张中西药物并用也是其中西汇通的一个特点。他认为中药、西药不应互相抵牾，而应相济为用，不要存有疆域之见。他写有《论中西之药原宜相助为理》一篇，认为："西医用药在局部，其重在病之标也，中医用药求原因，是重在病之本也。究之标本原宜兼顾。若遇难治之症，以西

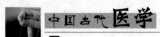
药治其标，以中药治其本，则奏效必捷。"因此，他在临床上经常应用西药加中医复方治疗疾病。他极力推崇阿司匹林治肺结核的降热作用。如说："西药阿司匹林为治肺结核之良药，而发散太过，恒伤肺阴，若兼用玄参、沙参诸药以滋肺阴，则结核易愈。"他对中药药理的研究，有独到之处，受到后人的重视。他所进行的中西医汇通，虽然存在片面性，并有牵强附会之处，但他注重在临床上大胆并用中西药，并不断观察其疗效，对后人产生较大的影响。

总之，在半殖民地半封建的社会条件下，在帝国主义利用西方医学对我国进行文化侵略的时期，当反动统治阶级崇洋卖国，妄图消灭祖国医学之际，主张中西医汇通的医家，试图通过"汇通"的途径，批判和抵制对中医学的种种攻击，保护和发展中国医药学。他们的思想和实践，是符合我国医学发展需要的，较之民族虚无主义和固步自封的保守思想，显然是进步的。

当然，由于历史和他们本身条件的限制，其汇通中西医的活动，未能取得明显的成就。

图片授权

全景网

壹图网

中华图片库

林静文化摄影部

敬　启

本书图片的编选，参阅了一些网站和公共图库。由于联系上的困难，我们与部分入选图片的作者未能取得联系，谨致深深的歉意。敬请图片原作者见到本书后，及时与我们联系，以便我们按国家有关规定支付稿酬并赠送样书。

联系邮箱：932389463@qq.com

参考书目

1. 常存库，张成博主编．中国医学史．北京：中国中医药出版社，2012

2. 宋春生，刘艳骄，胡晓峰主编．古代中医药名家学术思想与认识论．北京：科学出版社，2011

3. 吴鸿洲主编．中国医学史．上海：上海科学技术出版社，2010

4. 罗大伦著．古代的中医—七大名医传奇．北京：中国中医药出版社，2009

5. 孙广仁主编．中国古代哲学与中医学．北京：人民卫生出版社，2009

6. 彭子益著，李可主校．圆运动的古中医学．北京：中国中医药出版社，2007

7. 杨金长主编．中国古代科学技术史．北京：人民军医出版社，2007

8. 张大庆著．医学史十五讲．北京：北京大学出版社，2007

9. 严健民著．远古中国医学史．北京：中医古籍出版社，2006

10. 王振国主编．中国古代医学教育与考试制度研究．济南：齐鲁书社，2006

11. 李经纬，林昭庚主编．中国医学通史（古代卷）．北京：人民卫生出版社，2000

12. 刘敬鲁著．中国古代的医学．北京：希望出版社，1999

13. 魏子孝，聂莉芳著．中国古代医药卫生．北京：商务印书馆，1996

中国传统民俗文化丛书

一、古代人物系列（9 本）
1. 中国古代乞丐
2. 中国古代道士
3. 中国古代名帝
4. 中国古代名将
5. 中国古代名相
6. 中国古代文人
7. 中国古代高僧
8. 中国古代太监
9. 中国古代侠士

二、古代民俗系列（8 本）
1. 中国古代民俗
2. 中国古代玩具
3. 中国古代服饰
4. 中国古代丧葬
5. 中国古代节日
6. 中国古代面具
7. 中国古代祭祀
8. 中国古代剪纸

三、古代收藏系列（16 本）
1. 中国古代金银器
2. 中国古代漆器
3. 中国古代藏书
4. 中国古代石雕

5. 中国古代雕刻
6. 中国古代书法
7. 中国古代木雕
8. 中国古代玉器
9. 中国古代青铜器
10. 中国古代瓷器
11. 中国古代钱币
12. 中国古代酒具
13. 中国古代家具
14. 中国古代陶器
15. 中国古代年画
16. 中国古代砖雕

四、古代建筑系列（12 本）
1. 中国古代建筑
2. 中国古代城墙
3. 中国古代陵墓
4. 中国古代砖瓦
5. 中国古代桥梁
6. 中国古塔
7. 中国古镇
8. 中国古代楼阁
9. 中国古都
10. 中国古代长城
11. 中国古代宫殿
12. 中国古代寺庙

五、古代科学技术系列（14 本）

1. 中国古代科技
2. 中国古代农业
3. 中国古代水利
4. 中国古代医学
5. 中国古代版画
6. 中国古代养殖
7. 中国古代船舶
8. 中国古代兵器
9. 中国古代纺织与印染
10. 中国古代农具
11. 中国古代园艺
12. 中国古代天文历法
13. 中国古代印刷
14. 中国古代地理

六、古代政治经济制度系列（13 本）

1. 中国古代经济
2. 中国古代科举
3. 中国古代邮驿
4. 中国古代赋税
5. 中国古代关隘
6. 中国古代交通
7. 中国古代商号
8. 中国古代官制
9. 中国古代航海
10. 中国古代贸易
11. 中国古代军队
12. 中国古代法律
13. 中国古代战争

七、古代文化系列（17 本）

1. 中国古代婚姻
2. 中国古代武术
3. 中国古代城市
4. 中国古代教育
5. 中国古代家训
6. 中国古代书院
7. 中国古代典籍
8. 中国古代石窟
9. 中国古代战场
10. 中国古代礼仪
11. 中国古村落
12. 中国古代体育
13. 中国古代姓氏
14. 中国古代文房四宝
15. 中国古代饮食
16. 中国古代娱乐
17. 中国古代兵书

八、古代艺术系列（11 本）

1. 中国古代艺术
2. 中国古代戏曲
3. 中国古代绘画
4. 中国古代音乐
5. 中国古代文学
6. 中国古代乐器
7. 中国古代刺绣
8. 中国古代碑刻
9. 中国古代舞蹈
10. 中国古代篆刻
11. 中国古代杂技